「閉経」のホントがわかる本

更年期の体と心がラクになる！

対馬ルリ子・吉川千明

集英社

Index

更年期世代に多い不調や病気、体の部位の名称など、
知りたいこと、わからないワードがあったらまず検索！
（　）内の数字は、図表内の言葉を示しています。

閉経と更年期のキーワード検索

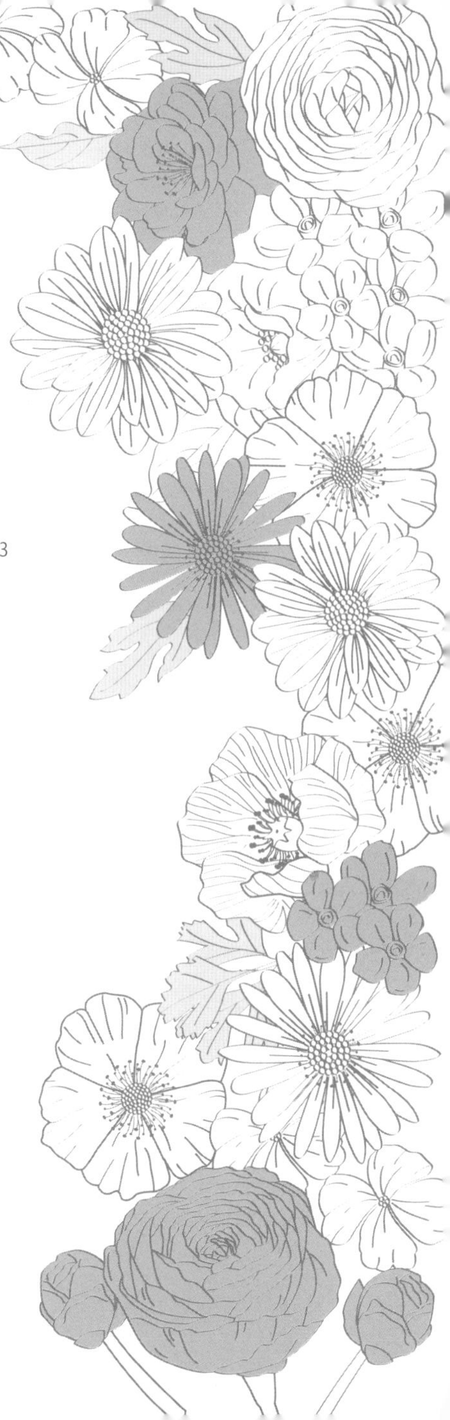

Prologue

私たちが「女性ホルモン塾®」という講座を始めたのは、もう20年近く前のことでした。

女性ホルモンが、心と体すべてにかかわっていること。
それを知っておかないと、
閉経前後にやってくる不調の解決にならないこと。
そして、きちんと更年期と向きあわなければ
その後の人生をステキに生きていけないこと。
それを私たちの言葉で伝えたくて、
「女性ホルモン塾®」を始めたのです。

女性ホルモンは閉経前後に急激に減り、
ほぼゼロの状態に近づきます。
その減り始めは、ホルモンがないという状態に体が驚き
さまざまな反応、思いがけない不調が起こります。
閉経前後の10年間、「更年期」という期間が終わり、
それなりに自分らしいバランスに落ち着いてきた頃に
「更年期のときはこうだったのよね」って
明るく語れるようになれたらいい。
更年期に心や体につらいことがありすぎて、
終わった頃には疲れきり、ボロボロになってしまう人もいます。
それは避けましょう、なんとしても。

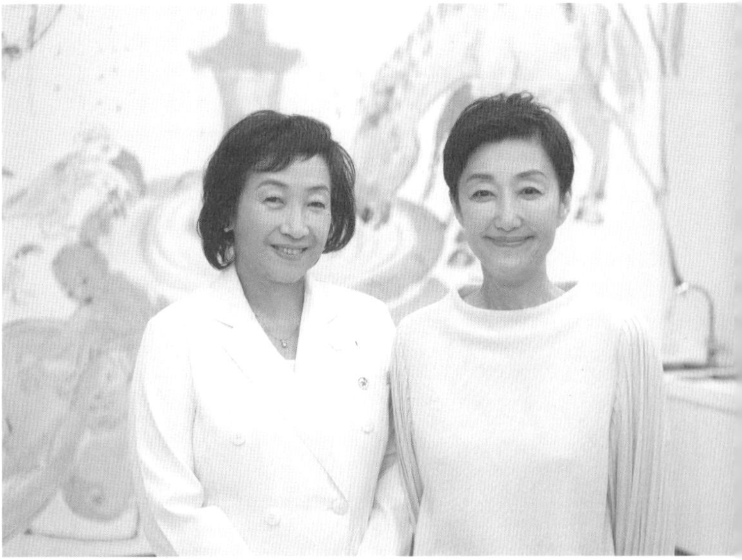

「女性ホルモン塾®」は、もう145回を超えました。
それだけホルモンの話をしているのに、いまだに発見がある。
更年期という過渡期をきっかけに、皆さんにも
いろいろな発見をしてほしくて、まとめたのがこの本です。

女性ホルモンは
本当に、深いのです。

令和の時代。
「更年期」という時期は、いつの間にか
女性の人生の真ん中になってしまいました。
戦前の女性の平均寿命は50歳。その当時、
閉経を迎える平均年齢は、今とあまり変わらず50歳前後
だったといいます。子どもを何人も産んで育て上げ、
みんな巣立った頃には自分も50年の人生を終える。
だから、更年期の心配なんかする必要もなく、
閉経する頃、ちょうど人生が終わっていました。
昭和初期の話ですが、まだ70〜80年前。つい最近のことです。

人生100年時代。

閉経以降の人生は、まだ半分あります。
あと半分をどう生きたい?
その答えを、あなた自身が考えるときです。

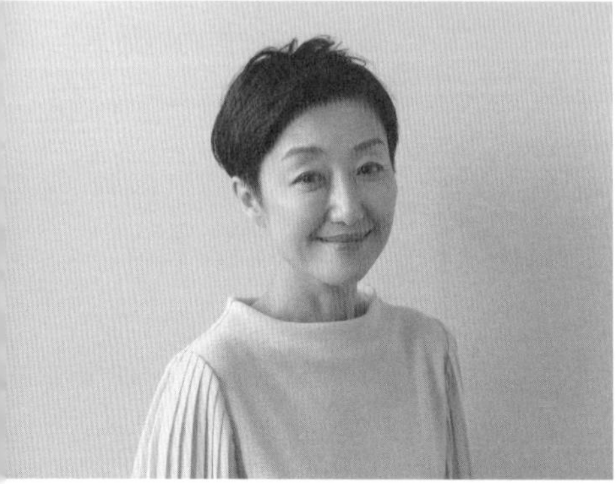

吉川千明

Chiaki Yoshikawa

1959年生まれ。美容家。オーガニックスペシャリスト。メノポーズカウンセラー。90年代より数々のブランドプロデュースにかかわりオーガニックコスメと植物美容を日本に広げたナチュラルビューティの第一人者。2020年から、対馬ルリ子女性ライフクリニック銀座にて「更年期カウンセリング外来」を担当。
https://biodaikanyama.com

首こりがひどい。だから整形外科？　めまいもする。なら内科？
うつうつな気分が続いている。だったら心療内科へ——？
病気の数だけ病院に行かなければいけないと思っている人がいます。
閉経前後の不調は、バラバラに診てもらっていたのでは解決にならない。
女性ホルモンに揺さぶられて調子が悪くなっているのだから、
女性ホルモンを中心に考えましょうよ。

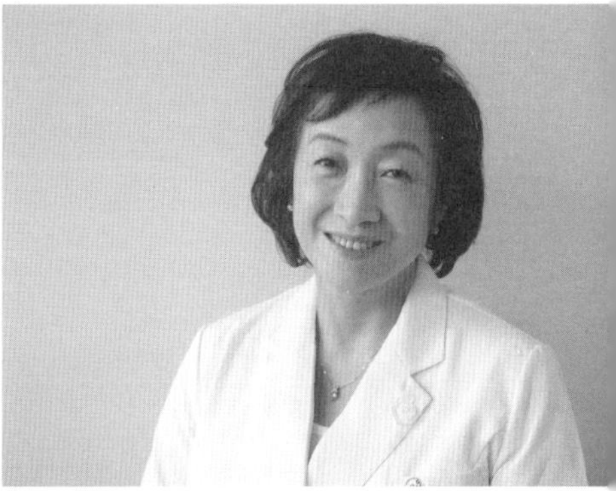

対馬ルリ子

Ruriko Tsushima

1958年生まれ。対馬ルリ子女性ライフクリニック銀座院長。産婦人科医、医学博士。専門は周産期学、女性医療（ウィメンズヘルス）。女性の心と体、社会とのかかわりを総合的にとらえ女性の生涯にわたる健康を推進するNPO法人「女性医療ネットワーク」を設立、さまざまな啓発活動や政策提言を行う。
http://w-wellness.com

閉経を境に、自分の弱いところがどんどん不調となって出てきます。
遺伝的な素因、あるいは生活習慣で偏っている部分…
私にはどういう病気が出やすいのだろう？　家族の病歴は？
そんなことを少しでも気にかけて、知識を得ましょう。そして、

女性の健康のことは、まず
婦人科へ。願わくば
これからの常識が、そうなりますように。

目次

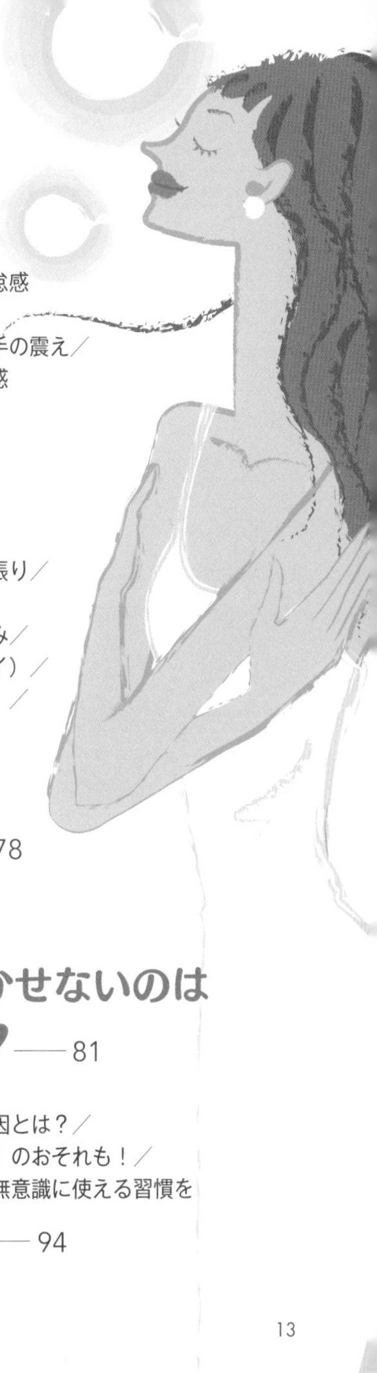

第 4 章
尿もれにも肥満にも！欠かせないのは「骨盤底筋」ケア

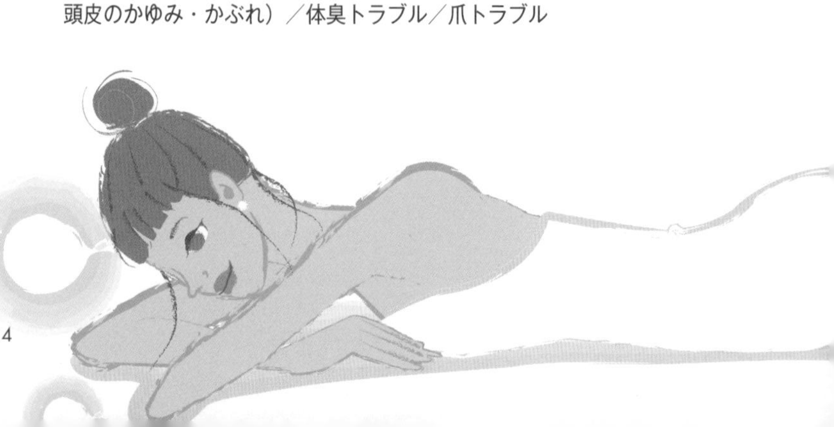

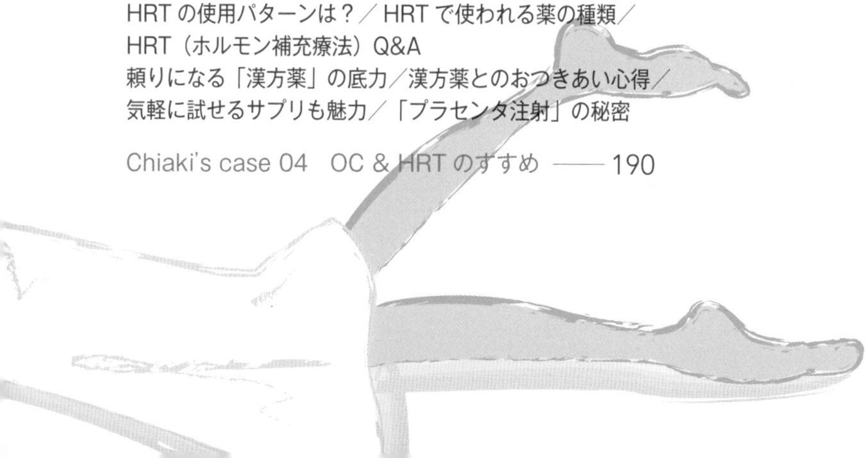

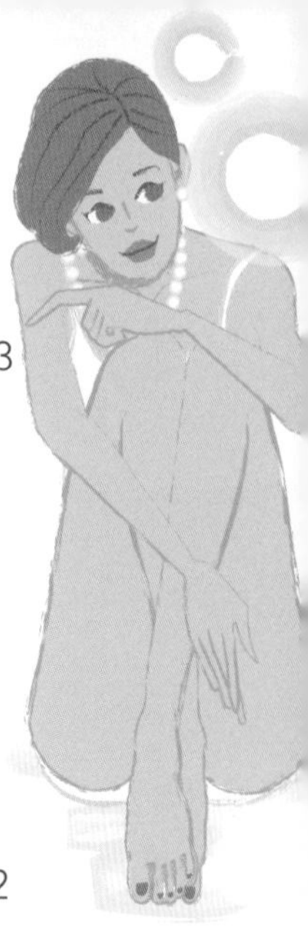

第1章

あなたの知らない閉経のリアル！

その昔、「閉経」という単語は「更年期」と同じく
大きな声で口にするものではありませんでした。
おかげで、間違った知識や都市伝説を信じたまま
大人になってしまった人のなんと多いこと！
大切なのは、正しい知識を身につけること。
「日本女性はヘルスリテラシーが低い」なんて言わせない。
このあとに待っている素敵な人生をイメージして、
堂々と「閉経」について知識を共有しましょう。

【アンケート調査】人によってここまで違う!?
閉経の実態・令和の女性版

年齢も経過も人それぞれでいい！
個性豊かな「閉経」のホント

「閉経って何？」――改めてそう問われると答えに詰まる人も多いのでは？　閉経とは、永久に月経がなくなること。正確には、老化によって卵巣の働きが失われ、月経がなくなって1年たったとき、「最後に月経がきたとき」を閉経とみなします。例えば、昨年9月に月経があったきり今年の9月になってもない場合、「昨年9月で閉経した」ということ。そして最後の月経のときが閉経年齢です。つまり、閉経の時期は過去を振り返って初めてわかるもの。さらに、閉経の仕方は三者三様。人によってさまざまな経過をたどるため、実は「これが正解」というお手本はないのです。

閉経年齢　早い人は39歳、遅い人では63歳！

日本人の閉経年齢の平均は50.5歳といわれていますが、これは数年前のデータのため、今回、独自に調査を行いました。その結果、早い人は39歳、遅い人は63歳。なんと20歳以上！かなり開きがあり、個人差が大きいことがわかります。ちなみに平均は50.8歳とやや高め。ちなみに、40歳未満で閉経に至った場合は「早発閉経」と呼ばれます。

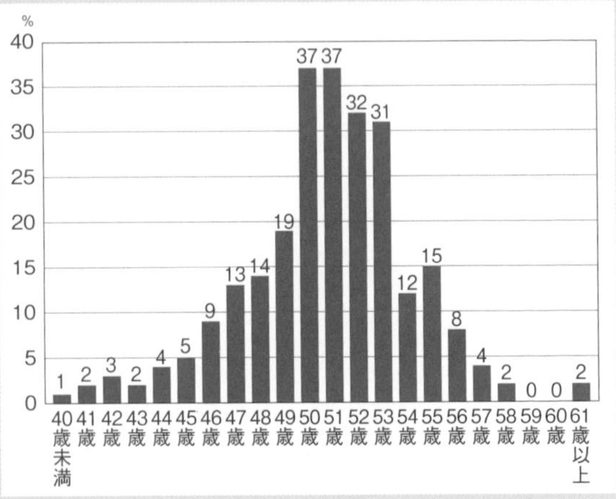

＊各データは集英社『MyAge』および『OurAge』読者アンケート調査より（2020年２月実施／回答252名）

月経が乱れ始めてから閉経までの期間
0日～8年半と、人それぞれ

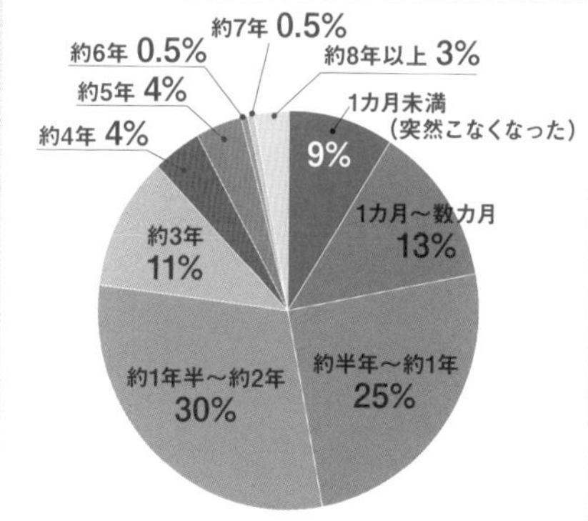

女性ホルモンの分泌が減少していく過程では、月経の周期や経血量（出血量）に変化が起こり、やがて完全にこなくなるのが普通…だと〝思われて〟います。しかし、月経が乱れ始めてから閉経までの期間はどれくらいなのかを聞いてみると、実際には数カ月の人もいれば8年半も続いたという人も！ 逆に、変化は何も起こらず「突然こなくなった」という人も1割近くいました。やはり個人差がとても大きいことがわかります。

周期の変化
短くなる・長くなる・バラバラになる…どれもあり！

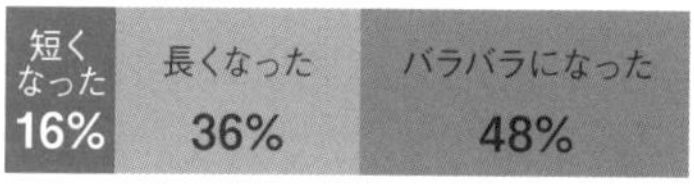

周期の乱れパターンも十人十色。短くなったりまちまちだったり…という人も意外に多い様子。「周期が長くなって自然消滅する」というイメージは幻想かもしれません。

出血日数の変化
すぐ終わるvs.だらだら続く…どちらも困りもの！

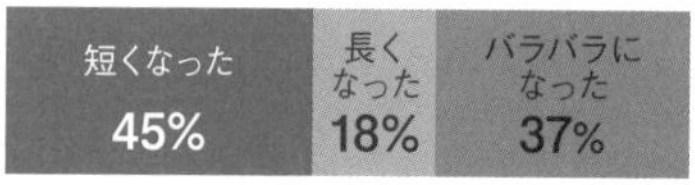

閉経が近くなると、1回の月経日数も短くなるだろうと想像しがち。でも現実は、短くなった人もいればだらだらと長く続くようになった人、ランダムになった人…とさまざま。

経血量の変化
「少なくなる」というイメージにはズレがある！

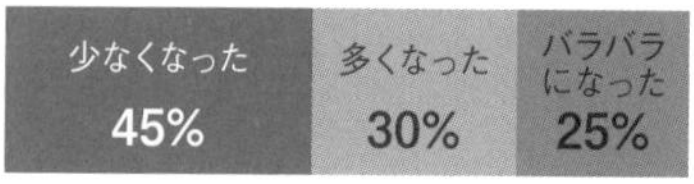

経血の量や色の変化も、実に人それぞれ。確かに量は徐々に少なくなる人がいちばん多いのですが、途中で突然の大量出血を経験した人が多いことに驚かされます。

閉経のイメージが変わる、驚きのエピソードも！

先輩たちの閉経STORY

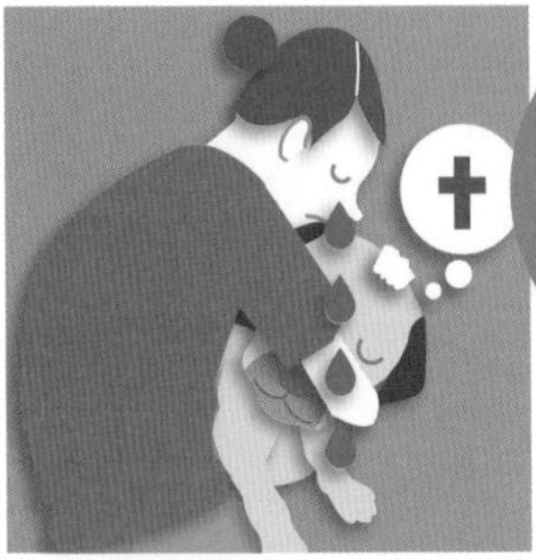

愛犬との別れとともに

M・Kさんの場合

1

長年かわいがっていた愛犬が天国に旅立ち、涙に暮れていた日々。気がつけばそれ以来、一度も月経がこなくなり、大量のナプキンが余っていました。ショックな出来事がストレスとなり、女性ホルモンに影響を与えることは知られています。時には閉経を早めることもあるよう。

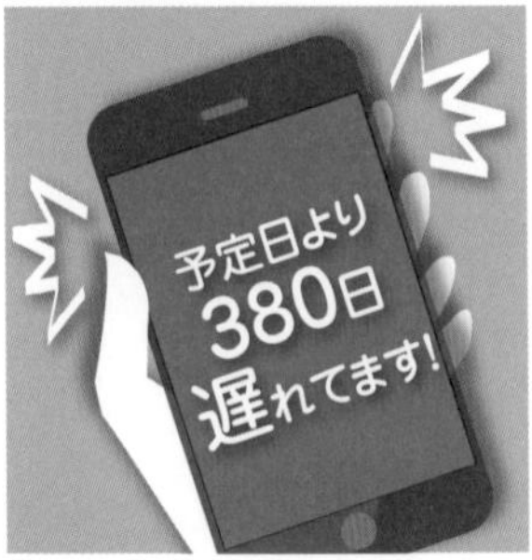

気がつけば自然消滅

A・Mさんの場合

2

経血量がだんだん少なくなり、周期もなんとなく長くなってきた、と思っていたら、既に1年以上きていないと気がついたA・Mさん。アプリの表示を見て初めて閉経したことを悟ったのだそう。体調にもさして変化がなく、まさに「自然消滅」的な閉経パターンです。

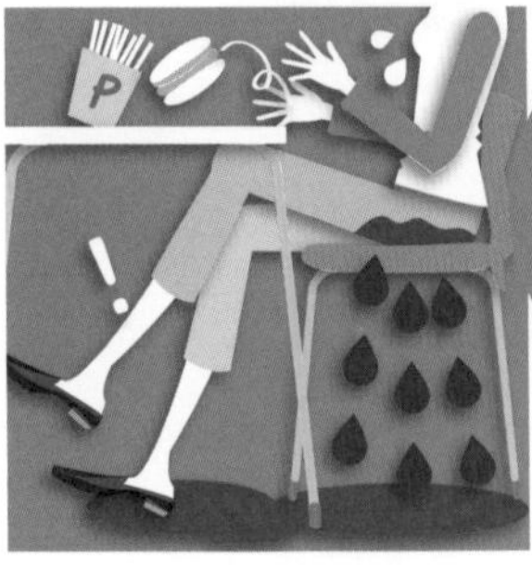

血の海地獄

N・Tさんの場合

3

経血量も周期も乱れ、閉経間近と思っていた頃、娘とファストフード店に入ったときのこと。突然、何かがあふれた!?　と思ったら、白い椅子も床も真っ赤になる大出血。まるで破水でもしたかのような「血の海」状態に、店員も駆けつけて、危うく救急車を呼ばれそうに！

閉経を経験した女性にお話を伺うと、思いも寄らぬ展開だった人も多く、「こんなふうに閉経するとは…」という声しきり！
特に印象的だった方々のリアルな閉経エピソードをご紹介します。

還暦でも立派な現役

H・Hさんの場合

4

若いときから月経は順調で、50代後半になって、ようやく乱れ始めたというH・Hさん。娘と孫と3世代で月経があり、還暦祝いの日もまさに月経がきていたとか。一時は「もしかしてこれ、一生続くの～？」と心配しましたが、63歳で無事に閉経。

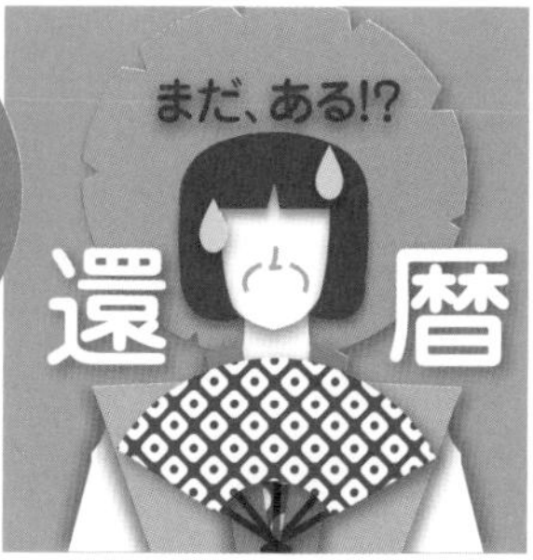

トイレが気になる日々

K・Tさんの場合

5

子宮筋腫も抱えていたため徐々に経血量が多くなり、おむつのようなパンツタイプのナプキンをしても洋服や椅子を汚してしまうことがあったK・Tさん。職場でもいつもハラハラ、いつトイレに立とうか、そればかり考えていたそう。ようやく閉経し、安堵の胸をなで下ろしました。

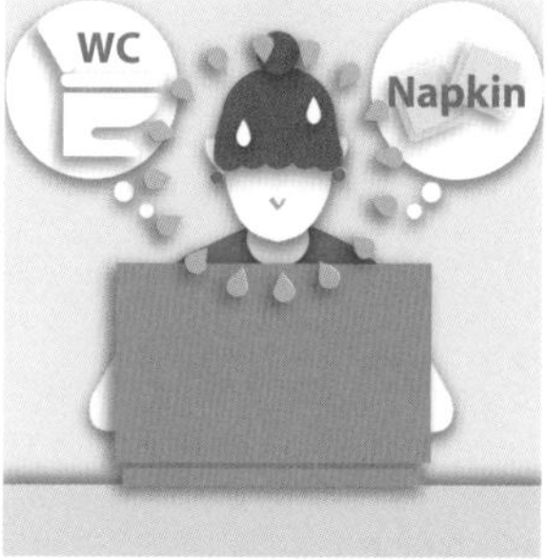

ジェットコースター閉経!?

D・Yさんの場合

6

周期も量もバラバラになり、いつくるのかまったくわからなかったD・Yさん。量が多いのでは？　長引くのでは？　とビクビク、ハラハラ。予想もつかず、予定が立てられなかったという、ジェットコースターに乗っているようなスリリングな2年間を経て、めでたく閉経。

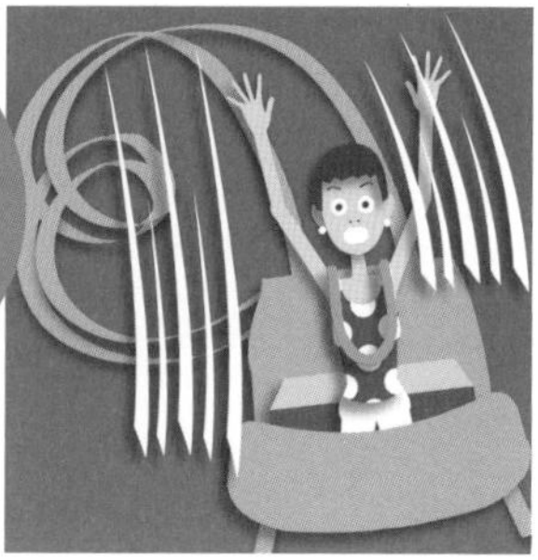

これを知らないと、もはや恥ずかしい!?
閉経と更年期の正しい関係

「更年期」は、「思春期」と同じように
誰でも通るライフステージの名称。
閉経を挟んだ前後5年、合計10年間を
更年期と定義しています。
自分がいつ更年期に差しかかったのかは
閉経して初めてわかるものなのです。

ときどき「私には更年期がなかった」と言う人がいます。が、それはちょっと勘違い。その人は「更年期特有の不快な症状や更年期障害が出なかった」と言うべきです。なぜなら更年期とは、女性なら誰にでも訪れる一定の期間のこと。ある一時期のライフステージの名称だからです。

更年期とは「閉経前の5年間と、閉経後の5年間とを合わせた10年間」のこと（個人差があります）。女性ホルモンが急激に減りはじめ、閉経を迎えて、その後、ホルモン分泌がほぼゼロになるまでの期間を指します。つまり、自分がいつ更年期に差しかかったのかは、閉経後にわかるのです。

よく聞く「更年期障害」は、この時期に起こるさまざまな障害という意味。すべての人に起こるわけではありません。社会生活に支障がない程度であれば、障害とは言わずに「更年期の不調」「更年期の症状」などと呼びたいもの。更年期と更年期障害を混同しないように気をつけましょう！

誰にでも訪れる更年期と閉経

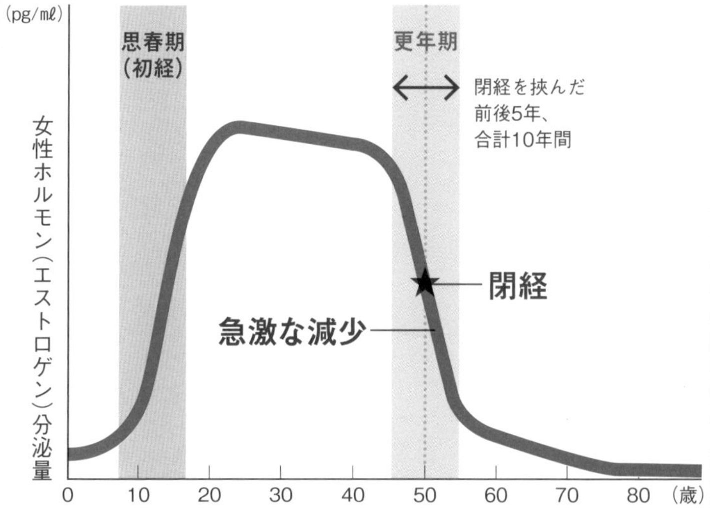

女性ホルモン（エストロゲン）が急激に増え、心身に大きな変化が起こる8～17、18歳頃までの期間が思春期。女性ホルモンが急激に減るのが更年期です。それぞれの時期に、初経、閉経が起こります。思春期が「子どもを産める体」をつくる準備期間なら、更年期は「子どもを産めない体」に徐々に慣れていく期間なのです。

「人生100年時代」を元気に生きるためには女性ホルモンの知識が必要不可欠です

戦前の女性の平均寿命は50歳。閉経年齢も50歳近くで、「閉経＝女性としてのお役目を終えた人生の終わり」でした。女性の寿命が劇的にのびた現代、閉経後にまだまだ続く人生において、どうやって健康寿命をのばしていくか。それは女性ホルモンの知識を深めることとも関係しています。

昔の女性と現代女性は、ライフスタイルが大きく違う！

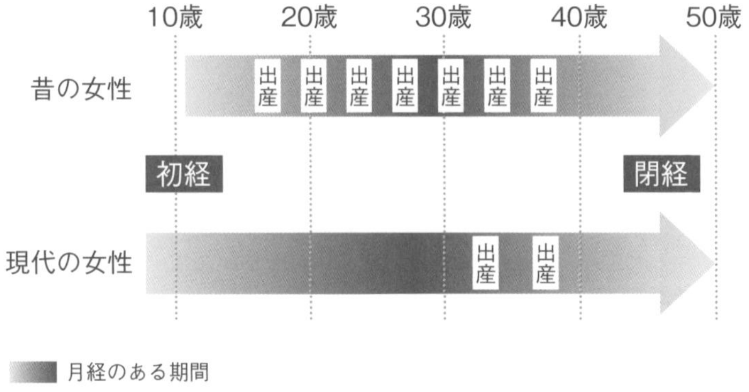

昔の女性は若いうちから妊娠・出産を繰り返し、一生で経験する月経と排卵の回数は約50回だったと推定されます。子どもを10人産んだとしたら、子宮や卵巣がお休みできる期間は合計約20年間。一方、現代女性は産んでも1人か2人、子宮や卵巣が休める期間は数年しかありません。月経と排卵の回数は一生に約500回ともいわれ、これが子宮や卵巣の病気の原因になっていることがわかっています。しかも、昔の女性の平均寿命は50歳。閉経年齢は現代と差がなく、閉経≒寿命でした。人生100年時代の今は、女性特有の病気が増えているにもかかわらず、閉経後にあと50年は生きることになるのです。

女性ホルモンの分泌量からわかるライフステージ

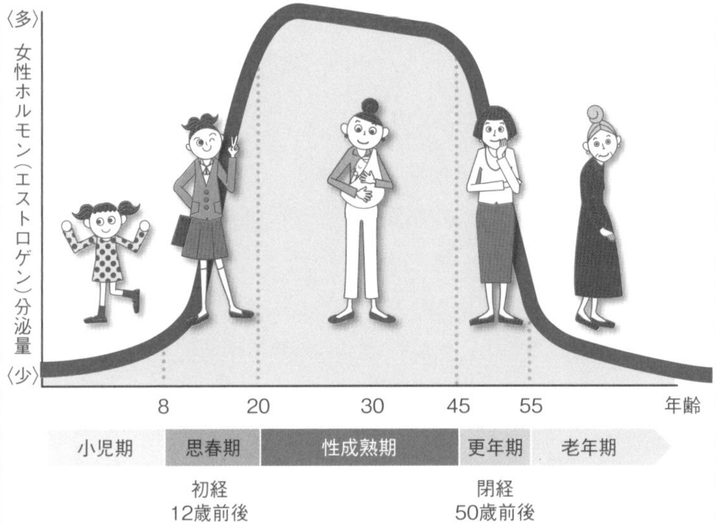

一生を通じて女性ホルモンの恩恵を受けている女性の体。特にエストロゲンの分泌量は女性のライフステージによって劇的に変化し、更年期には坂道を転がるように減少します。これによって女性は閉経後の数十年を、女性ホルモンがほとんどない、無防備な状態で過ごすことになってしまいます。
閉経後の長い人生を寝たきりになったりせず、いかに健康で楽しく過ごせるかが、現代を生きる女性のテーマ。そのためには、女性ホルモンについての正しい知識を得ることが何より重要です。

疑問・質問・素朴なクエスチョン

もっと知りたい！　閉経Q&A

Q 初経（初潮）が早かった人は閉経も早いってホント？

A 「一生の月経回数は決まっている」とか「排卵する数が決まっている」という人がいます。が、ずばり、それは都市伝説！　初経（初潮）は、そのときの体格（身長・体重・体脂肪）と関係しています。妊娠するために「そろそろ卵を育てていいぞ」と脳が判断すると女性ホルモンの分泌が始まり、月経がスタート。かたや閉経は単純に卵巣の老化です。このように、初経の年齢と閉経する年齢には関連性がありません。

Q 正しい閉経の仕方とは？　ひとりひとり閉経のパターンが違うのはなぜ？

A 閉経のプロセスに「正しい」とか「正解」なんていうものはありません。異常な閉経があるとすれば、40歳前に閉経してしまう早発閉経。人によって閉経へ向かう経緯やパターンが違うのは、女性ホルモンに対する感受性の違いや、自律神経やメンタル面、その人の体の機能、体質的なものなど、まさに「個性」と「環境」による違いです。

Q 閉経する時期を予測することはできる?

A できます。エストロゲン(E2)と卵胞刺激ホルモン(FSH)の数値、または卵巣内に残っている卵子の数を調べる卵巣年齢(AMH)の数値から。自分でできることは基礎体温をつけること。高温期がなくなると、閉経が近づいている証しです。

●血液検査でわかる更年期の目安

婦人科で調べてくれる女性ホルモン値の数値は閉経時期の指標になります。卵胞刺激ホルモン(FSH)は脳が卵巣へ向けて出す指令で、高値ほど閉経が近いことに。分泌されているエストロゲン(E2)が低いことと併せ、「更年期バランス」と判定されます(P47参照)。

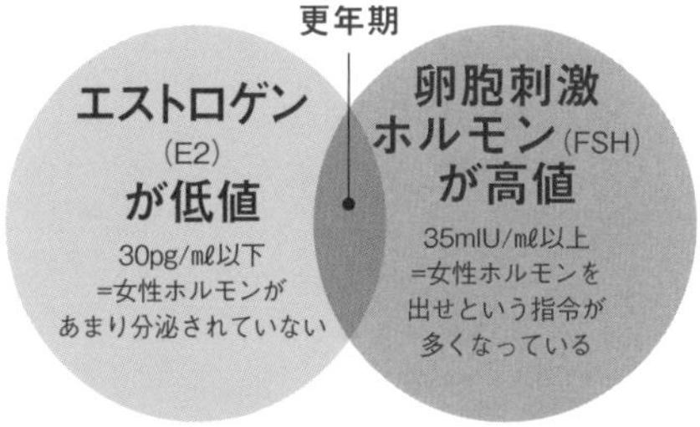

●おおよその卵巣年齢がわかるAMH検査

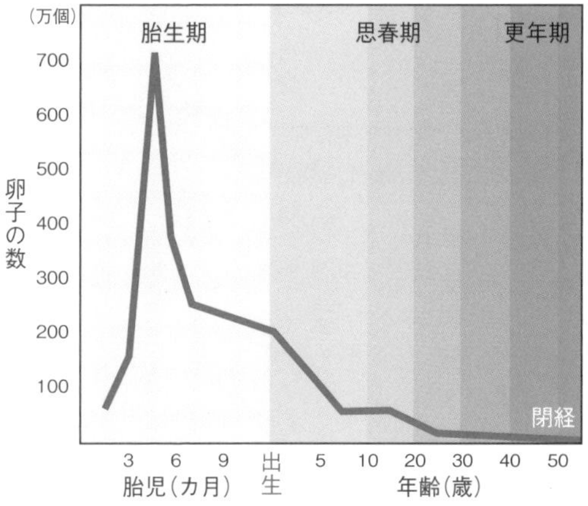

Baker TG：Am Obstet Gynecol.1971 Jul. 1;110(5):746-61

左のグラフは、胎児から閉経時までの卵子数の平均値。閉経に近づくと、卵子の数は限りなくゼロに。このように卵巣に残された卵子の数を調べるには、AMH(アンチミューラリアンホルモン、または抗ミュラー管ホルモンの略)の数値が目安に。AMHは女性クリニックで血液検査によって調べることができ、閉経の時期を予測するのにも役立ちます。

Q そもそも、閉経前に月経の乱れが起こる理由は?

A 卵巣の衰えのため排卵がうまくできず、女性ホルモン(エストロゲンとプロゲステロン)の分泌が不安定になることが原因です。脳が老化した卵巣に対して排卵を催促するために、月経が早まったり、逆になかなかこなかったり、出血がだらだら長引いたり。突然大出血したりするのは、子宮内膜がうまく剥がれずに厚くなりすぎ、急に剥がれ落ちた結果です。

Q 閉経の前後にどんな不調が起きる?

A 女性ホルモンが減り始めると、反応しない卵巣に脳が指令を出し続け、自律神経や感情が不安定に。置かれている環境やストレスなどが引き金になってさまざまな不調が生じます。その種類はありとあらゆる症状と言ってもいいほど多岐にわたります。以下は多くの人が感じる症状TOP10。ぜひ参考に。

閉経前後に感じた不調と症状 TOP10

- のぼせ、多汗、ホットフラッシュ
- イライラ、落ち込み、抑うつなど
- だるい、疲れやすい
- 肩こり、首こり、背中の痛み、腰痛
- 頭痛、腹痛などの痛み
- 手指のこわばり、痛み
- めまい、ふらつき、浮遊感
- 肌の乾燥、かゆみ
- 眠りが浅い、不眠
- 膣乾燥、性交痛

Q 子宮を摘出したり人工閉経したら閉経や更年期はどうなる?

A 通常は、最後の月経から1年以上月経がこないことで「閉経」と判断します。このほかに、人工閉経といって、自然閉経に達する前に何らかの病気で卵巣や子宮摘出の手術などをし、人工的に閉経に至る場合も。このように月経により判断できない場合は、ふたつのホルモン値、「卵胞刺激ホルモン(FSH)」と「エストロゲン(E2)」の数値から閉経と判断します。ホルモン分泌は時期によっても変動するので、実際には、医師がこれらの数値に加えて、年齢などを総合的に評価して閉経と診断してくれます。のちのち、「あなたの閉経は何歳？」と聞かれて困らないよう、医師に確認しておきましょう。

Q 不調が出る人出ない人、その差は何?

A 閉経は誰もが通る通過点なのに、「更年期障害」と診断されるほどつらい不調が起きる人もいれば、何事もなかったように、若いときのまま更年期を終える人もいます。
この違いは、大きくは女性ホルモンに対する感受性の違い。さらには、その人の置かれた環境、気質(性格)や体質、体力、ストレス耐性、いろいろな体の機能など、たくさんの要因がかかわっていると考えられます。月経痛やつわりがひどい人と軽い人がいるのと同じで、個性だと考えましょう。一見、何も不調を抱えていないように見えても、よく聞けば不調が起きている人も多いものです。

Q 「早発閉経」って何？

A 早発閉経とは、文字どおり若くして早い時期に閉経すること。医学的には、40歳未満で自然閉経（無月経の状態が1年以上続く）に至ることを指します。閉経の平均が50歳頃だからと、40代前半で閉経しても早発閉経とはいいません。がん治療や子宮・卵巣摘出による閉経は人工閉経といい、何歳であっても早発閉経に含まれないことも覚えておきましょう。

Q 閉経前から不調が起きる人もいる？

A もちろんいます。閉経してから更年期の症状が出ると思っている人も少なくないのですが、それはウソ！　むしろ、閉経前、月経が不順になり出した頃のほうが不調を自覚する人が多いのです。不調が出るのは、閉経した・しないにかかわらず、女性ホルモンの急激な減少途中に起こる現象。内面性の要因や、そのときの環境にも大きく左右されるのです。

Q 更年期の不調は遺伝する？

A 母親が更年期に具合が悪かったという人は、自分もそうなるのでは…と心配になるもの。でも、遺伝によって同じ症状が出ることはないと考えられています。女性ホルモンの変動に対する感受性が遺伝するケースや、親子の体質が似ているために反応が出やすいことはあるかもしれません。

閉経前後の不調には どんな治療法がある？

A 不調の原因は、急激な女性ホルモンの減少です。ホルモン量を安定させて、この急降下をなだらかにしてあげるのが根本的な治療法。閉経前なら低用量ピル（OC）、閉経後であればホルモン補充療法（HRT）があります。また、漢方薬は直接的にホルモン量を上げることはできませんが、女性ホルモンの変動による不調の改善に効果があることがわかっています。

●閉経前後の不調に対する治療法

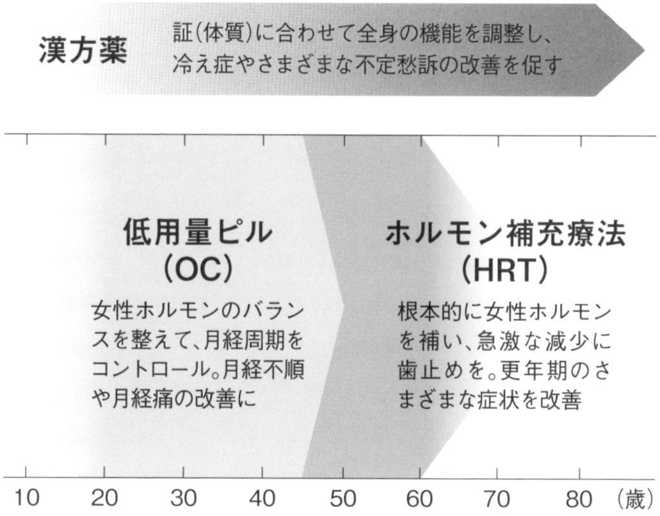

ホルモンバランスを整えるOC（低用量ピル）と、エストロゲンを補うHRT（ホルモン補充療法）を比較すると、HRTでは一日に補充するエストロゲンの量はOCの5分の1程度。閉経を機に、OCからHRTへ移行するのが基本です。

出産経験の有無と更年期の症状は関係ある？

A 子どもを産んだかどうかが影響することはないと考えましょう。つわりの重い人と軽い人、月経前症候群（PMS）がつらい人と無症状の人がいるのと同じ。更年期の不調もさまざまな要因によるので、出産の有無は関係ありません。

HRT（ホルモン補充療法）とは？

A 足りない女性ホルモンを直接補う治療法で保険適用。エストロゲン剤を補うことが基本で、厚くなった子宮内膜を取り除くため黄体ホルモン剤も併用するのが一般的。9章（P153～）できちんと理解し、更年期不調に対する選択肢のひとつに。

●HRTで女性ホルモンを補充するイメージ

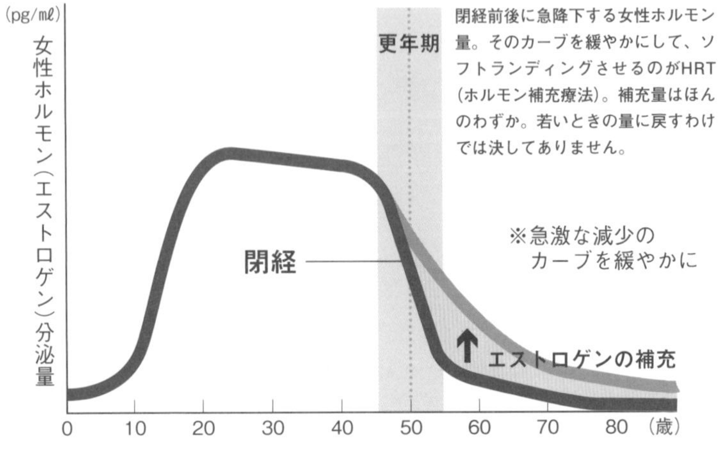

第2章

おさらい！
女性ホルモンの基礎知識

女性の日常とは切っても切れない関係にある
女性ホルモン。年齢を重ねるに従って
女性ホルモンの知識はさらに重要度を増していきます。
エストロゲンって何のことだったっけ？
黄体ホルモンの役割は？
…なんて、今ごろ言っているのは誰？
でもだいじょうぶ。何度でもおさらいしましょう！

もしかして、これ都市伝説だった!?

女性ホルモンの思い込み

知っているようで知らない、女性ホルモンに関する知識。きちんと学ぶ機会がないまま、まことしやかに言われていることをうのみにしていませんか？　実は間違った情報、根拠があいまいな情報もちらほらあります。

女性ホルモンは多ければ多いほどいい！

ウソ

女性ホルモンは正常に保たれていることが何より大事。多いからいいというわけではありません。例えば、エストロゲンが過剰になると、乳がんや子宮体がん、子宮筋腫や子宮内膜症にかかりやすくなってしまうリスクもあります。

子宮を取ったら女性ホルモンは出ない！

ウソ

これぞ、いちばん多い勘違い「あるある」！　女性ホルモンは卵巣から分泌されるものであり、子宮は関係ありません。子宮はあくまで妊娠・出産のために必要な臓器。「子宮を取ったら女でなくなる気がする」などという考え方も間違っています。

大豆をたくさん摂ると女性ホルモンが増える！

ウソ

大豆イソフラボンが多く含まれる食品を摂取すると、人によっては女性ホルモン（エストロゲン）に似た働きをする物質「エクオール」が体内で増えることがあります。でも、それはあくまで女性ホルモン〝様〟であり、女性ホルモンそのものではありません。

ホルモンとフェロモンは同じような物質!

ウソ

ホルモン(hormone)とは体内で生成・分泌され、自分自身に作用するもの。片やフェロモン(pheromone)は、動物や昆虫の体内でつくられ、異性を惹きつけるために分泌されるものとされています。ヒトのフェロモンについてはまだ研究が進んでおらず、不明な点が多いのだそう。

女性ホルモンが多い人は男性ホルモンが少ない!

ウソ

男性ホルモン(テストステロン)は〝男性だけのホルモン〟ではありません。女性の体内でもつくられていて、女性にとっても必要。決断力や判断力、やる気、性欲などをつかさどるので、女性ホルモンの量にかかわらず、男性ホルモンが少ない女性はおのずと元気がなくなってしまいます。

恋愛やセックスによって女性ホルモンは増える!

ウソ

残念ながら、恋をしたりセックスをすることで直接増えたりはしません。もちろん、幸せな気持ちで過ごすほうが脳が活性化され、自律神経のバランスもよくなり、心も体も満たされてキラキラ感が出るということはあります。アイドルや趣味などに夢中になることとも似ています。

MEMO

ちょっと寄り道◎食べるホルモンとの関係は?

食べるほうのホルモンは、牛・豚・鶏・羊などの内臓のこと。こちらの語源は、関西弁で捨てるものを意味する「放るもん」という説が有力です。外国人に「hormone」と説明してもわからないのでご注意を。「臓物」から来ている「モツ」も、本来は同じ意味。地域によって、ホルモンと呼ぶ場合とモツと称する場合があるようです。

これを知らずに女性ホルモンは語れない！

「子宮」&「卵巣」のしくみ

改めて確認！ お腹の中にある内性器の構造

女性の生殖器は、体内にあって見ることができない内性器、外側から見ることのできる外性器（P140参照）とに大別できます。ここでは、女性ホルモンと直接かかわる内性器について見ていきましょう。

内性器を構成するのは、一対の卵巣と卵管、子宮、膣

子宮は鶏卵大の大きさで、下は膣とつながっています。両手を広げたように伸びているのが卵管。卵管の先端はラッパのように広がり、その先に親指大ほどの小さな臓器、卵巣があります。小さくても、排卵と女性ホルモンの分泌という大きな役割が！

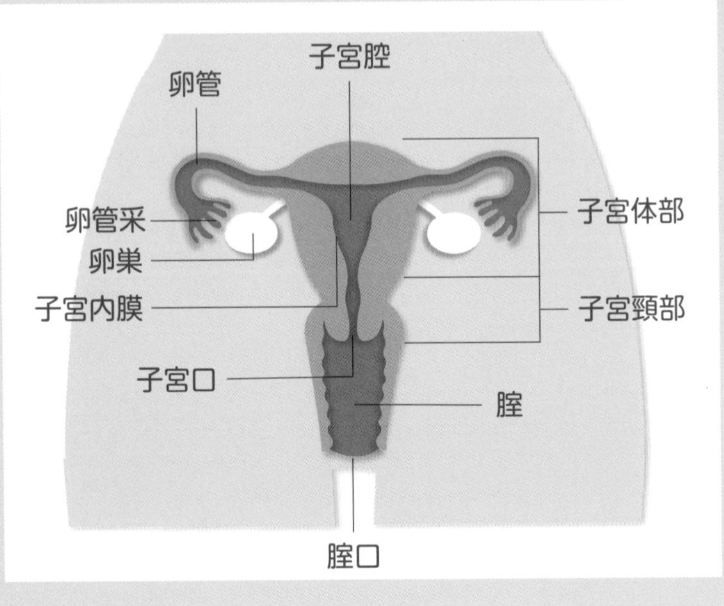

MEMO

位置は思っているよりも下のほう！

内性器は、外側からはさわることができませんが、骨盤の内側、直腸の前側で、かなり下にあるとイメージしましょう。子宮筋腫などで子宮が大きくなると、お腹の上から手で触れてわかることも！

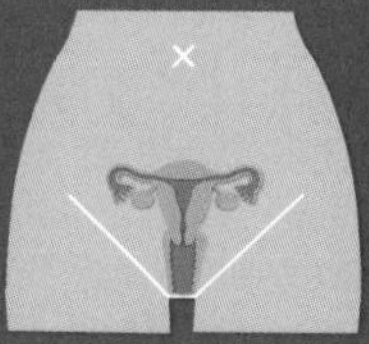

横から見た内性器（ほかの臓器との関係）

横から見ると、子宮はお腹側（前方）におじぎをしていることがわかります（3〜4割の人は後傾していますがどちらも正常）。子宮・卵巣の前に膀胱、後ろには直腸。外性器が前から尿道・膣・肛門と並んでいることを考えると、位置関係がよりリアルに！

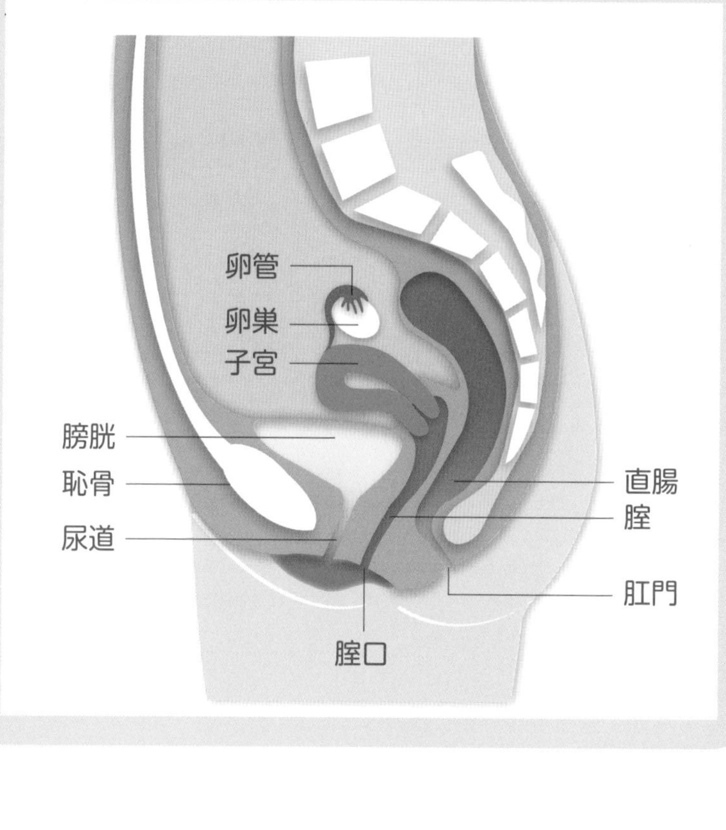

ふたつの女性ホルモンがつかさどっているリズム

「月経」ってそもそも何？

　小学生のときに女子だけ集められて聞いた生理の話、覚えていますか？赤ちゃんを産むための準備をして、不要になった内膜が体の外に出ていくこと、それが生理。正しくは「月経」といいます。このしくみは、脳の指令とふたつの女性ホルモンの分泌がつかさどっています。

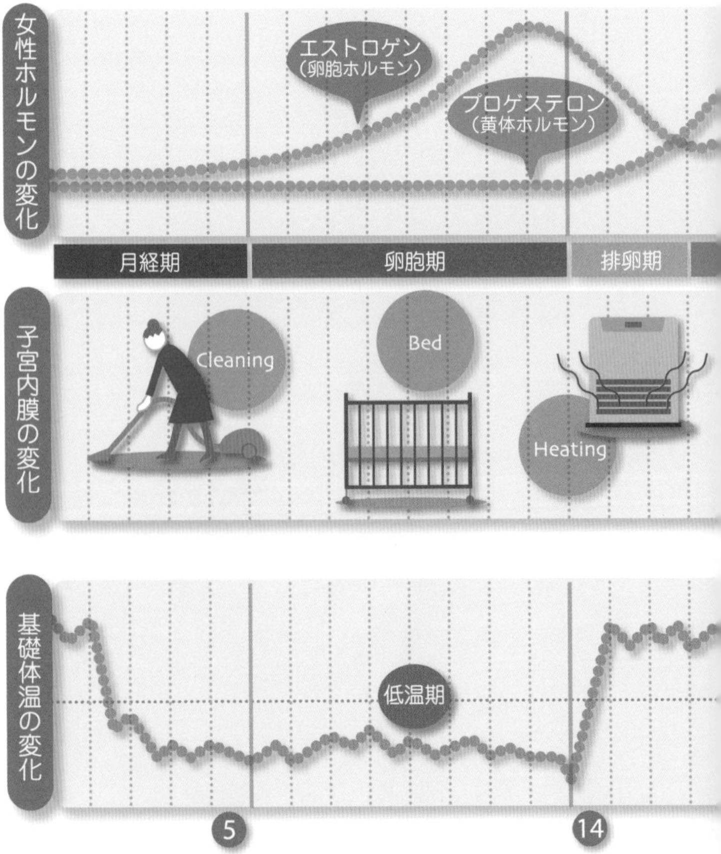

覚えておきたいふたつの女性ホルモン

卵巣から分泌される「エストロゲン（卵胞ホルモン）」と「プロゲステロン（黄体ホルモン）」。黄体ホルモンにはヒトの体内でつくられるプロゲステロン以外のものもあるため日本語表記が一般的。

女性ホルモンの主役！

「エストロゲン」

女性ホルモンといえばこれを指すことが多い、女性になくてはならないもの

黄体ホルモンと呼ばれる

「プロゲステロン」

妊娠をサポートするのがこれ。人工のものも含め、黄体ホルモンと呼ばれます

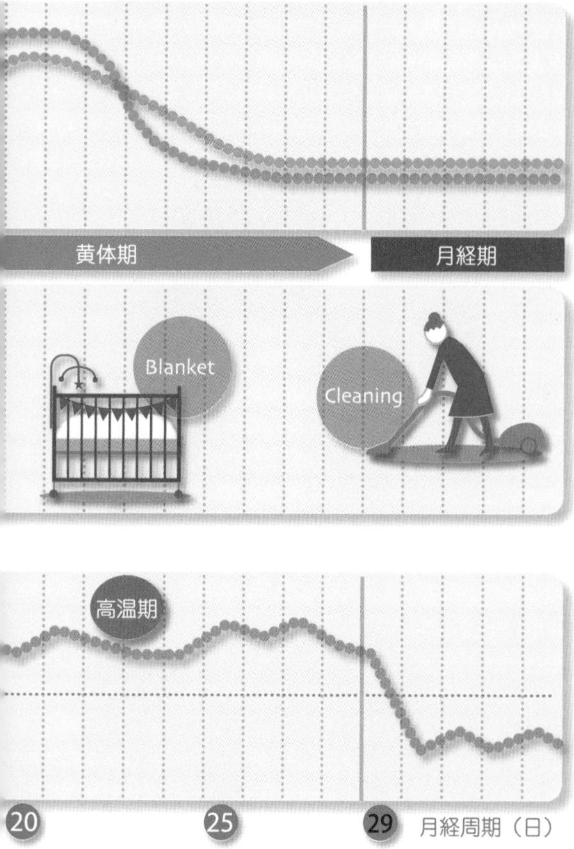

女性ホルモンと月経サイクル

周期を28日、月経の始まる日を1日目と数えるとします。1日目から数日は子宮をきれいに掃除する期間で、女性ホルモンはふたつともあまり分泌されません。卵胞期には健康な体に整えるエストロゲン（卵胞ホルモン）が増え始め、子宮には赤ちゃんを迎えるベッドが用意されます（子宮内膜が厚くなる）。エストロゲン分泌がピークになると排卵が起きます。この後から黄体ホルモンが体温を高くして赤ちゃんの部屋を暖めようとします。黄体ホルモンが子宮のベッドに水や糖分を多く含んだふかふかのやわらかい布団を追加し（子宮内膜がやわらかくなる）、赤ちゃんを迎える準備を進めるのです。もし、ここで妊娠しなければ、不要になったベッドを片付け、再び掃除（子宮内膜が剥がれ落ちる＝月経）の期間に。

性ホルモンだけど、全身にいろんな働きが！

驚くべき「エストロゲン」のチカラ

女性の一生にかかわるエストロゲンは
美と健康に欠かせない「女性の守り神」

女性の体を魅力的にして男性を惹きつけ、妊娠しやすくするのがエストロゲン。言ってみればイケイケなアクセル役です。黄体ホルモンは赤ちゃんサポート役なので、女性をあまり活発にさせないように抑制します。女性の一生を通して活躍するのはやはりエストロゲンのほう。そのいろいろな役割は想像以上。なんて働き者なんだ！ と感謝したくなるほどです。

妊娠・出産だけじゃない！エストロゲンの働き

- 卵胞を育てる
- 妊娠に備え、子宮内膜を厚くする
- 女性らしい体をつくる
- 肌の潤いを保つ
- 髪のツヤを保つ
- 骨を丈夫に保つ
- 血管をしなやかに保つ
- 脳の機能を維持する
- 自律神経を正常に保つ
- 動脈硬化を予防する
- 代謝を促して肥満を予防する
- 悪玉コレステロールを減らし、善玉コレステロールを増やす

MEMO

ところで「ホルモン」って、何だっけ？

ホルモンとは、体の健康を保つために体内でつくられる物質で、生命のメッセンジャーともいわれます。「ごくわずかの量で強い効果を発揮する」という特徴をもち、体内の機能を調節しています。全身のいたるところでつくられていますが、現在100種類以上のホルモンが見つかっていて、さらに増えるといわれています。

私たちがはつらつ元気なのは
エストロゲンのおかげ！

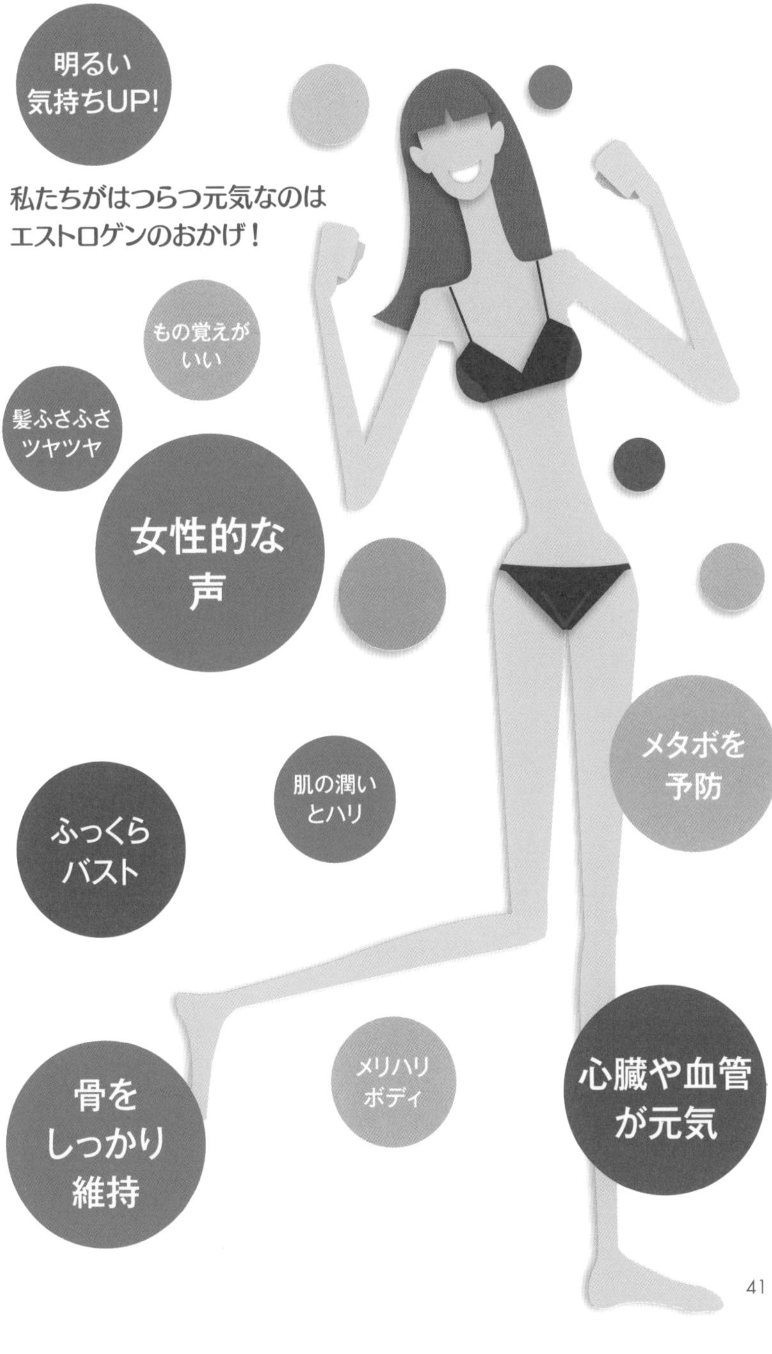

知らないと損！ 女性ホルモンが出るしくみ

脳の指令で卵巣が分泌

感受性の高い司令塔がいる！
分泌量を自動調節する、驚きのシステム

「女性ホルモンを出して」とミッションを送り、出ている量をチェックし、過不足がないよう微妙に調整しているのは脳の役目。女性ホルモンといえば子宮をイメージする人が多いけれど、分泌しているのは卵巣です。病気などで卵巣を摘出すると、ホルモンを分泌できずに更年期症状が出やすくなりますが、子宮を摘出してもホルモン分泌には何も影響がなく、症状は表れません。間違いやすいところなので、覚えておきましょう。

通常は、脳の視床下部からの指令によって、脳の下垂体が性腺刺激ホルモンを分泌。それに応えて卵巣は女性ホルモンを分泌します。分泌量は信号によって脳に伝わり、過不足がないよう指令が調整されるのです。ただし、視床下部はストレスの影響を受けやすいという弱点も…！

MEMO

もし、脳や卵巣がきちんと働けなかったら?!

ホルモンの自動調節システムは、脳も卵巣も、みんなそつなく働いてこその話。脳がストレスを受けるなどしてうまく指令を出せなかったり、卵巣が病気になったり、老化してホルモンを分泌できなくなれば、たちまち総崩れしてしまう諸刃の剣。なんとなく、想像がつきましたか？

脳も卵巣もよい子なら
ホルモン量は年齢相応

右のイラストを見てください。脳の視床下部から性腺刺激ホルモン放出ホルモン（GnRH）が分泌されると、その刺激で脳の下垂体から、卵胞刺激ホルモン（FSH）と黄体形成ホルモン（LH）が分泌。これに刺激されて卵巣はふたつのホルモンを分泌。この分泌量は、脳が常にチェックし、過不足がないよう調整しています。

女性ホルモンの分泌ルート

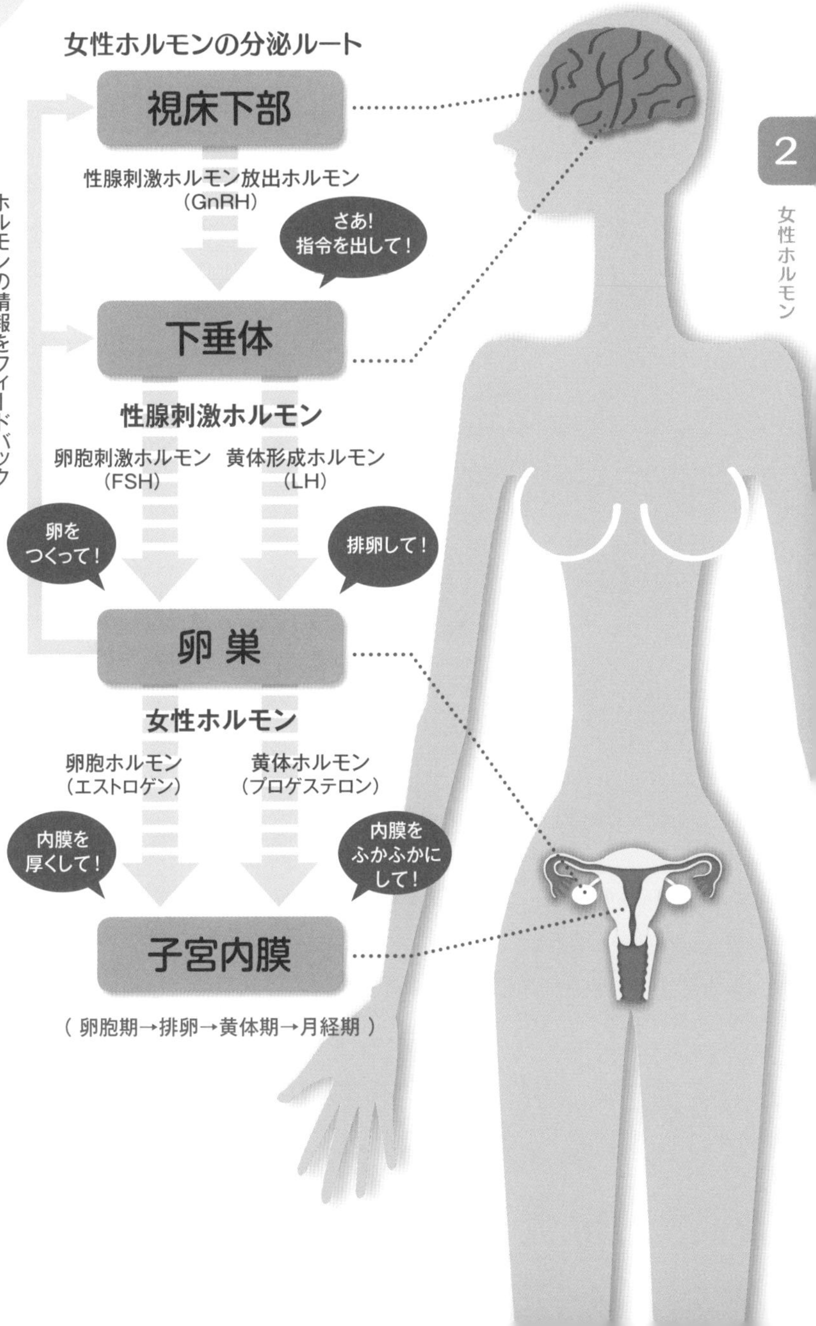

あなたのライフステージは今どのあたり？

女性の守り神、ホルモンに注目！

自分のたどってきた道と照らし合わせて見てみましょう

グラフの縦軸は女性ホルモン（メインであるエストロゲン）の分泌量。初潮（初経）の前後から分泌量は急上昇、20代後半にピークに達します。35歳頃から減少し、45歳頃からは急降下！　どんどんゼロに近づいていきます。

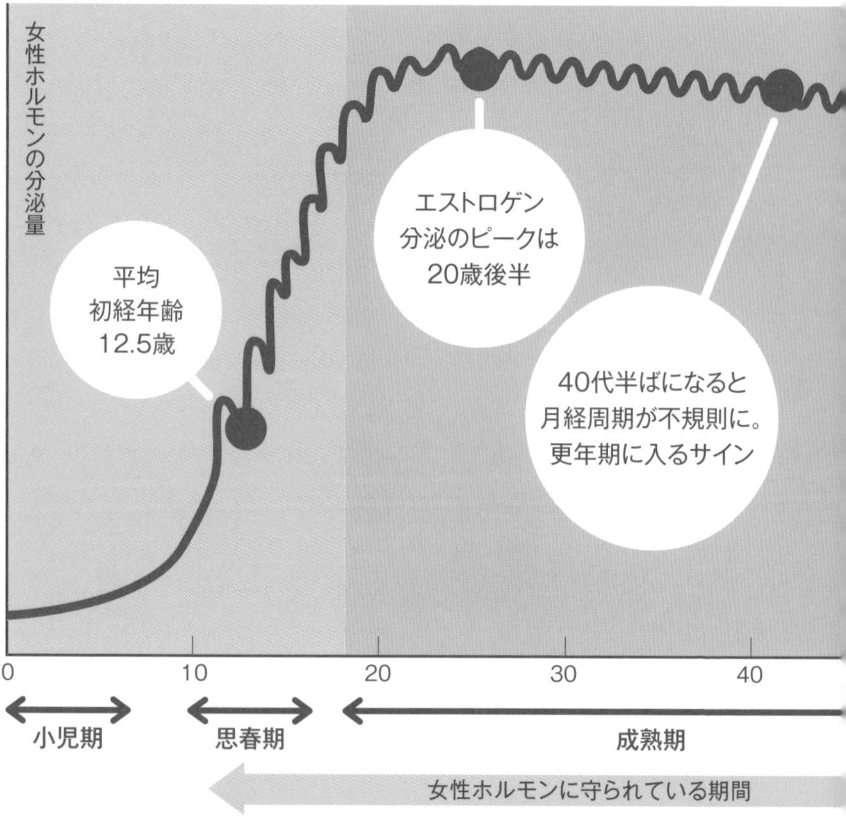

女性ホルモン量が急降下していく閉経前後

女性の体は女性ホルモンによって守られ、コントロールされていると言っても過言ではありません。なぜなら、女性には妊娠・出産という重要な役割があるから。その役目が終わる頃には体も老化し、女性ホルモンも激減します。平均寿命が50歳だった昔の女性は、何人も子どもを産み育て、子育てが終わると人生を終えていました。だけど、現代を生きる私たちの場合は…？　女性ホルモンに守られなくなってもなお、人生は続くのです。

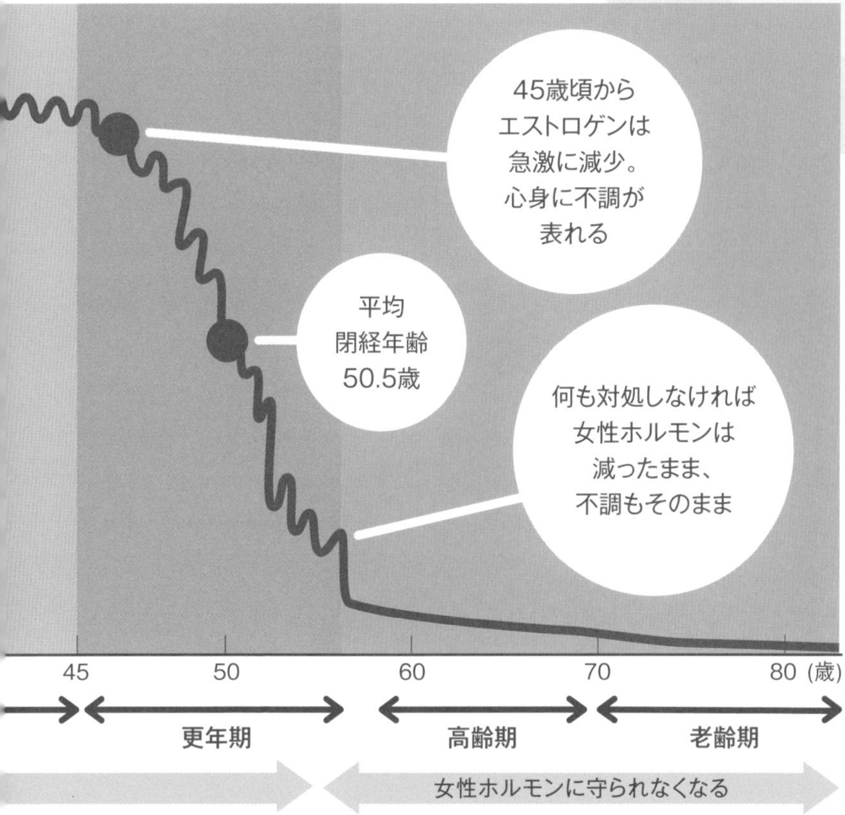

エストロゲンが急激に減る時期を見極めたい

今、私は「更年期」？

実は、エストロゲンには3種類ある！

　女性ホルモンの主役、エストロゲン。これについてもう少し詳しく知ることは、更年期やそれ以降の体を理解するのにとても役立ちます。まず、エストロゲンには3種類あることを知りましょう。分泌される時期や作用が少しずつ異なり、ちょっとやっかいなカタカナ名と記号がついていますが、ホルモン値の検査結果に使われるので、覚えておくと役立ちます。

最強のエストロゲンはエストラジオール「E2」

性質と作用の強さにより3つに分類。E2の値でエストロゲン量を見るのが一般的です。

●エストロン「E1」：閉経後に活躍。副腎や脂肪組織でつくられるエストロゲン

●エストラジオール「E2」：性成熟期に卵巣から多量に分泌される最強エストロゲン

●エストリオール「E3」：ほかの2つから変換されてつくられる作用の弱いエストロゲン

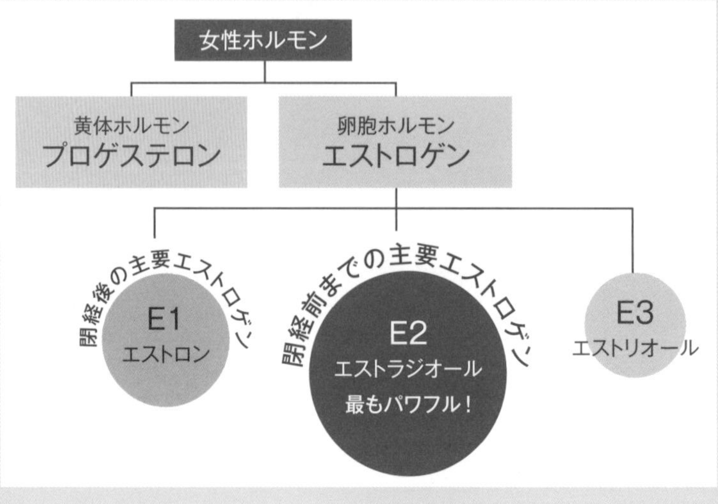

ふたつの数値が、自分の更年期を知る手がかり

女性ホルモンのゆらぎによる体調不良が疑われるとき、婦人科でするのが採血による「女性ホルモン値」検査。卵巣から出ているエストロゲン量を見るのが前述の「E2」。もうひとつ、エストロゲンが足りないときに「もっと分泌して〜」と、脳下垂体から分泌される卵胞刺激ホルモン(FSH)の数値が指標に。ふたつの数値を見ると、今どのレベルかがわかります。

	成熟期(基準値)	更年期には…
女性ホルモン エストロゲン (E2)	10〜1000 pg/ml	30 pg/ml 以下 下がる
「ホルモン出せ〜」信号 卵胞刺激ホルモン (FSH)	3〜20 mIU/ml	35 mIU/ml 以上 上がる

上記のように、エストロゲン(E2)の数値は年齢を重ねるごとに下がり、卵胞刺激ホルモン(FSH)は逆に高値に。ただし、2つのホルモン値は常にダイナミックに変化していて、採血した時期にもよるため、「あくまで参考程度」とする医師もいます。

MEMO

男性にも更年期はあるというけれど…?

男性にも更年期はある、とよくいわれます。でもそれは、女性の更年期とは違うもの。というのも、男性は急激に男性ホルモンが減ったりしないからです。男性の更年期は、男性ホルモンの低下が始まる40歳以降、どの年代でも起こる可能性があるとされています。その症状は、イライラや不眠など、女性の更年期と似ています。

●女性と男性、ホルモン分泌量の変化

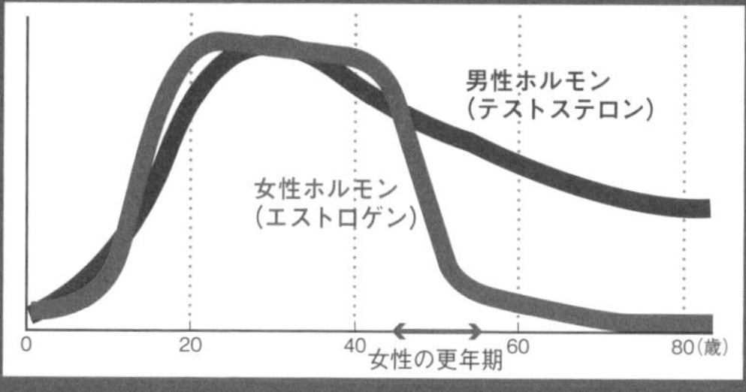

女性ホルモンが急激に減る閉経前後の10年間が「更年期」。その定義からすると、ホルモンがなだらかに減少する男性に更年期という言葉はあてはまりません。

「テストステロン」は、男性専用じゃなかった！

女性にも大切な男性ホルモン

元気をくれる！
女性にもうれしい働き

男性の1割以下の量ですが、女性も男性ホルモン「テストステロン」を卵巣や副腎から分泌しています。閉経後は、エストロゲンの仕事をテストステロンが手伝い、気力や運動機能を高めたり、認知力の助けになったりしています。元気がない人は、男性ホルモンにも注目してみて。

男性ホルモン（テストステロン）の役目

- 筋肉や骨の質を高める
- 血管を若々しく保つ
- バランス感覚や運動機能を向上
- 社会性を高める
- 認知力を上げる
- 気力を高める
- リーダーシップを発揮する
- 好奇心・競争心を保つ

女性の中の男性ホルモンも、年齢とともに減少

女性の体内における女性ホルモンと男性ホルモンの分泌量を比較したグラフです。ジェットコースターのような女性ホルモンの変動に対して、男性ホルモンはわりとゆるやかに減少していくもの。ただし、老年期にはやはり両者とも限りなくゼロに近づきます。

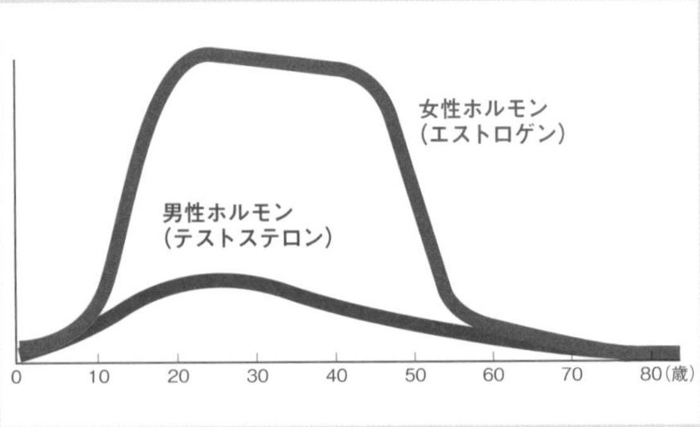

第3章

見逃さない!
あきらめない!
閉経前後の
体の不調

女性ホルモンが減り始めるとともに
あちらこちらに小さな不調が見え隠れ…。
かと思えば、自分には無縁だと思われた病気や症状が
どーんと壁のように立ちふさがり、行く手を阻む。
更年期は自分の「弱い部分」が前面に表れてしまうとき。
さまざまな不調は弱い部分を知らせてくれる
親切なバロメーターと考えて向きあうのがコツです。

更年期は、症状の出るしくみを知れば怖くない!

つらい不調が起きるのはなぜ?

老化の早い卵巣が脳からの指令に応えられず脳がパニックを起こした結果です

閉経前後には、これまでに経験したことのない不調が表れます。婦人科系とは一見関係がなさそうな多岐にわたる症状も。すべてが「女性ホルモンが急激に減ったから」では説明がつかないと思いませんか？　多種多様な不調が起こるのは、脳が卵巣の老化に気づかずに「ホルモンを出せ出せ」と指令を出し続けるせい。その指令に卵巣が応えてくれないので、脳はパニック状態に。全身をつかさどる脳が本来の役割を果たせなくなり、体のいろいろな機能に支障をきたします。それが更年期の不調の正体です。

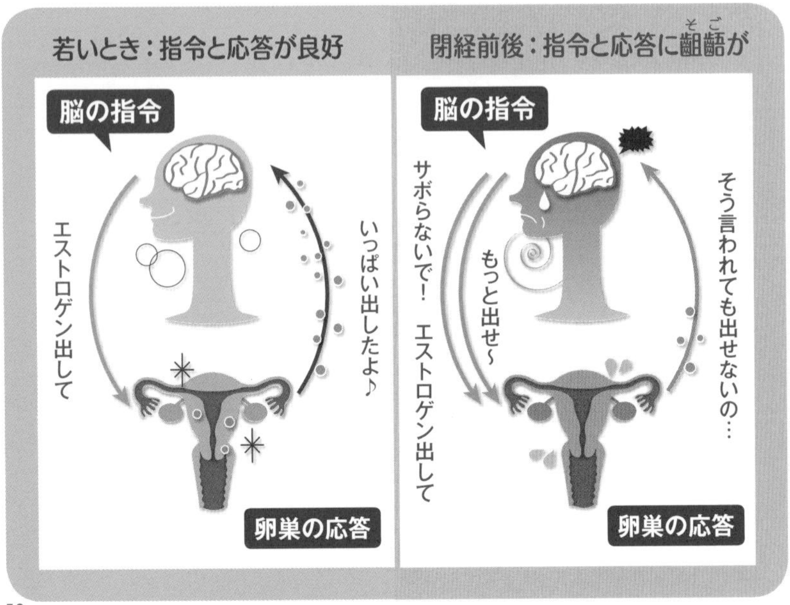

閉経前後に不調が起きる3つの要因

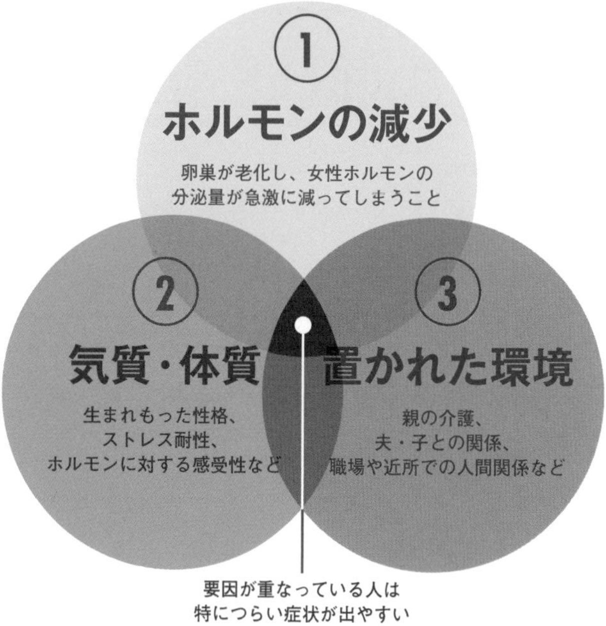

症状が出る人、出ない人の差はどこに?

では、症状の強さや表れ方に個人差があるのはなぜでしょう？　一般的には上の図のように3つの要因が考えられています。女性ホルモンが急に減少するという直接的な要因に加え、その人が持っている体質や気質、そのときの生活環境が複雑に絡み合い、症状が出やすくなってしまうのです。

特に影響が大きいのは、環境要因。親の介護でストレスが大きくなったり、寝不足が続いたり、あるいは職場でのセクハラやパワハラ、家族との関係の悪化などが引き金となり、急に症状が出てくることは少なくありません。逆に、嫌な職場から解放されただけで症状が急に改善された、というのもよくある話。更年期を過ぎてから「あぁ、あれが不調の引き金になっていたんだ」と気がつく人も多いのです。

ホットフラッシュ　多汗

ほてり　のぼせ　冷えのぼせ

【こんな症状】

- 突然、カーッと顔や首が熱くなる
- 異常に大量の汗が出て止まらない
- 熱っぽく、頭がぼーっとのぼせる
- のぼせたあとに冷えたり寒気がする

女性ホルモンの低下によって自律神経が乱れ体温調整がうまくいかないことが原因

更年期不調で特に多いホットフラッシュやのぼせは、自律神経が乱れることが直接の原因です。自律神経は、血管を収縮・拡張させて体温を調節する働きも担っているからです。活動時や日中に活発になる「交感神経」と、安静時や夜に活発になる「副交感神経」、ふたつがシーソーのようにバランスよく働いているのが自律神経の健全な状態ですが、このバランスが崩れるとトラブル発生。快適なはずの気温でも暑いと感じ、「熱を放出せよ」と指令が下ります。すると、急にほてりやのぼせが起きたり汗が噴き出したり…。のぼせと冷えを繰り返す「冷えのぼせ」が起きている人も。

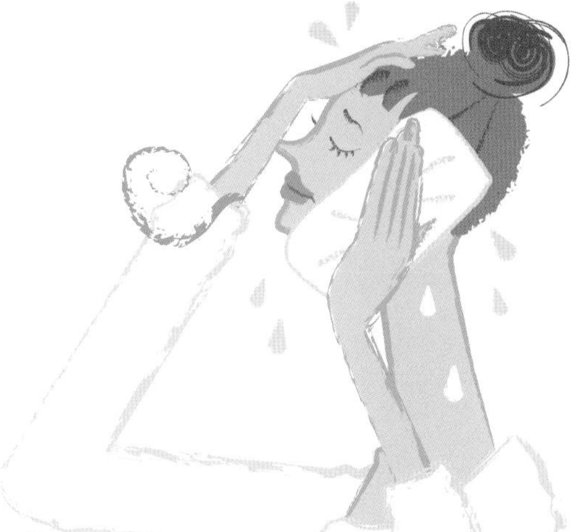

ホットフラッシュと きちんと向きあおう

マイナス感情に引きずられない、支配されないよう気持ちをキープ

不快さのあまり症状のことばかり気にしていると、生活全部が負の感情に支配されがち。命にかかわる病気ではなく、一時的なものだと考えて、気持ちを前向きに。

外出は、準備を万全に整えて「大丈夫♪」と心に余裕を

外出先でホットフラッシュが起きるかも、汗がいっぱい出て恥ずかしいかも…という心配は、逆に症状が出る引き金に。準備を整えて余裕をもち、ゆったり構えて。

周囲にカミングアウトしたほうが気がラクになるかも

人に知られたくないという緊張感が、かえって症状を引き起こすことも。思いきって周囲にも「更年期だから汗が出るの」と言ってしまうほうがラクになるものです。

ひどい症状はガマンしすぎず婦人科で相談してみるのも手

日常生活に支障があるような場合は迷わず婦人科へ。HRT（ホルモン補充療法）で女性ホルモンを物理的に増やすことで、根本的な改善をすることも可能です。

対策&ケア

いちばんの解決策は、自律神経を整えること。心身を興奮させる交感神経と、リラックスさせる副交感神経のふたつは、人の意思でコントロールできるものではありません。自然に働かせるためには、よく眠り、ストレスや疲労をためないことが鉄則。また、深い呼吸を身につけることも症状改善につながります。

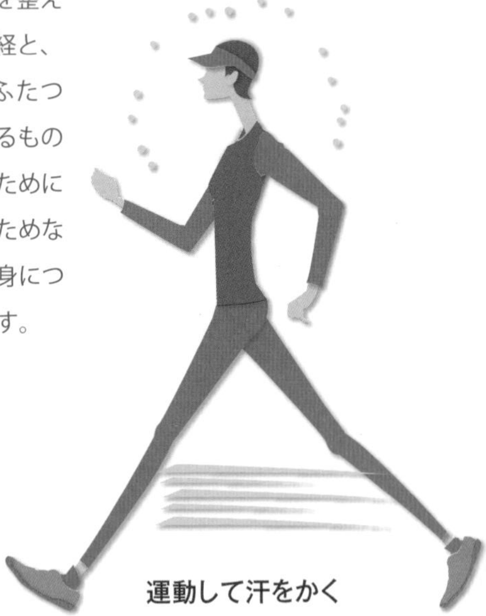

運動して汗をかく

汗を調節するためには、運動したときに汗をかく、運動していないときに汗が治まるという反射を体に覚え込ませることも大切です。

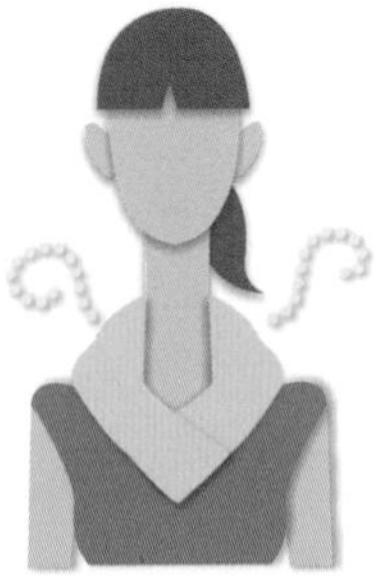

首を冷やして体温調整

即効性のある対処法は、冷却剤を使って首を冷やすこと。冷えの傾向がある人は、同時に温め対策も。

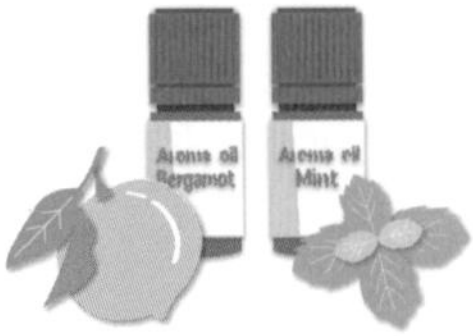

アロマオイルの使用

優先すべきは、自分の好みで落ち着く香り。サシェなどにして持ち歩くと、交感神経が優位になりがちな際のリラックスに役立ちます。

MEMO

自律神経の役割とは?

自律神経は末梢神経のひとつで、ほぼすべての臓器を支配しています。交感神経と副交感神経はアクセルとブレーキのような働きをしているため、どちらかが必要以上に優位になると、たちまち体に不調が起こってしまうのです。

冷え

【こんな症状】

● 体が冷たい　● 手足が冷えて眠れない
● しっかり温めてもすぐに冷えてしまう

慢性的な冷え症にならないうちに対策を!
筋肉をつけ、血液循環をよくするのが第一歩

　年代を問わず女性に多い「冷え」。もともと冷え症の人は更年期にはさらにきつくなり、冷えとは無縁だったはずの人も急に症状が出始めたりします。冷えとのぼせが両方ある「冷えのぼせ」は、のぼせの仲間で自律神経の症状ですが、「冷え」だけであれば血流障害と見たほうがいいでしょう。内側から血流を促すには、大きな筋肉を使って熱産生を促すこと。そもそも筋肉が少ない人は、筋肉を増やすことが改善への近道です。

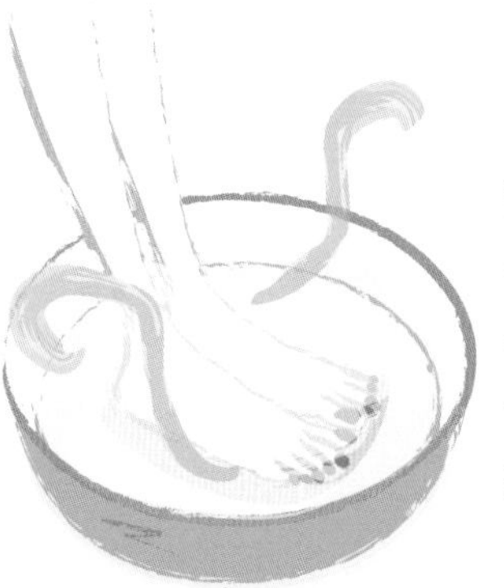

対策&ケア

　血行をよくするにはぬるめのお湯での入浴が必須。足湯もおすすめです。運動なら、大臀筋《だいでんきん》（お尻）や大腿四頭筋《だいたいしとうきん》（太もも）など、大きな筋肉を使う筋トレ（特にスクワットなど）が理想。体を冷やす食べ物飲み物は控え、温かいものを選んで。

だるさ 疲れやすさ 倦怠感 やる気が出ない

【こんな症状】

- すぐ疲れる
- 身も心もだるい
- 何もする気が起きずゴロゴロしてしまう
- 食事をつくるのも面倒くさい
- よく約束をドタキャンしてしまう

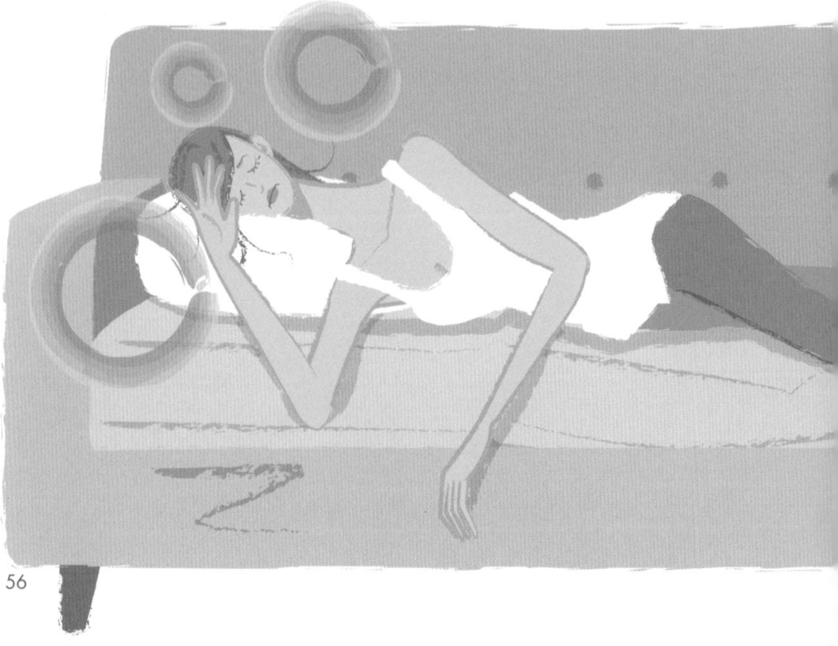

この時期は誰でも疲れやすいもの。頑張りすぎず、コントロールすることが大事

寝ても疲れが取れない、異常な倦怠感などは、女性ホルモンが低下したために体全体の機能が落ちることが主な原因。乳酸などの疲労物質が体外に排出できなくなっているのです。若い頃は代謝がよく、次々と新しい細胞がつくられるため、休息や睡眠をとれば疲れも回復します。それが、寝ても回復しない、回復したかと思えばすぐに疲れてしまうことに。

以前は楽しんでいた趣味や友達との行動にも興味が湧かなくなり、「外に出るのがおっくう」「人と会うのも面倒」になったりします。そこに精神的なストレスがかかれば、ますます何をする気も起きなくなります。

そして、バリバリ仕事していた人も無理がきかなくなるのが更年期。昔は少々無理してできたことも、頑張りがきかなくなって当然。それを自覚したうえで、仕事ややりたいことを自分でコントロールしていきましょう。

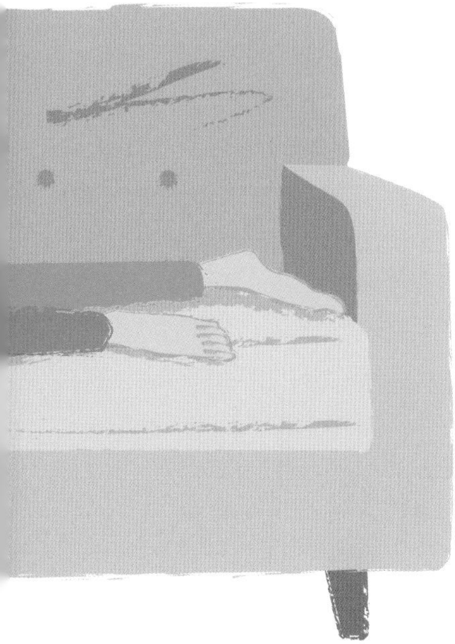

対策&ケア

十分な睡眠をとることと、無理しすぎないことが基本です。また、体内の代謝を活性化するには栄養も大事。特に、代謝をつかさどるビタミンB群は非常に重要です。ビタミンB_1、B_2、B_6、B_{12}などはつねに補充しましょう。また、ミネラル不足にも要注意。亜鉛、鉄、カルシウム、マグネシウムなど、食事で摂りきれない場合はサプリメントも利用して。

頭痛　片頭痛　頭が重い

【こんな症状】

- 頭が締めつけられるように痛む
- 頭が部分的にズキンズキンと痛む
- 頭が重く、首や肩まで痛い気がする

痛みを早く取ることが更年期には何より大切。頭痛薬を飲むことを悪いとは思わないで

こめかみや頭の片側がズキズキと痛む片頭痛にも、女性ホルモンの減少がかかわっているといわれます。ホルモンの変動が激しい閉経前に、血管の拡張と収縮の調節がうまくいかなくなるのです。この変動が治まる閉経後には片頭痛も治まる人が多いよう。一方、長時間同じ姿勢でいたために、肩や首の痛みとともに生じるのが緊張型頭痛です。こちらは筋肉のこり、血液循環が悪くなるのが原因。全身の血流が悪くなる更年期に起こりやすくなるのも当然といえます。また、痛みはないものの、ずーんと頭が重いのもよくある症状。更年期にこの頭重感がずっと続くケースも。

大切なのは、ともかく痛みを取ること。痛みをうまく抑えられずにいると、痛みが痛みを呼んで悪化させてしまったり、うつに発展することもあります。頭痛薬を飲んで痛みを取ることが悪いなどと決して思わず、早いうちに痛みから解放されることが、症状を長引かせない秘訣です。

対策&ケア

片頭痛の場合、冷やしながら暗くて静かな場所で横になるのが効果的。悪化させる光や音の刺激、スマホなどを見ることは避けて。カフェインやアルコールもNGです。緊張型頭痛は逆に、温める、動かす、マッサージするなどして血流をアップしましょう。また、市販の頭痛薬の飲みすぎで鎮痛剤依存症にならないよう、治りにくい場合は頭痛外来を受診することも視野に入れて。

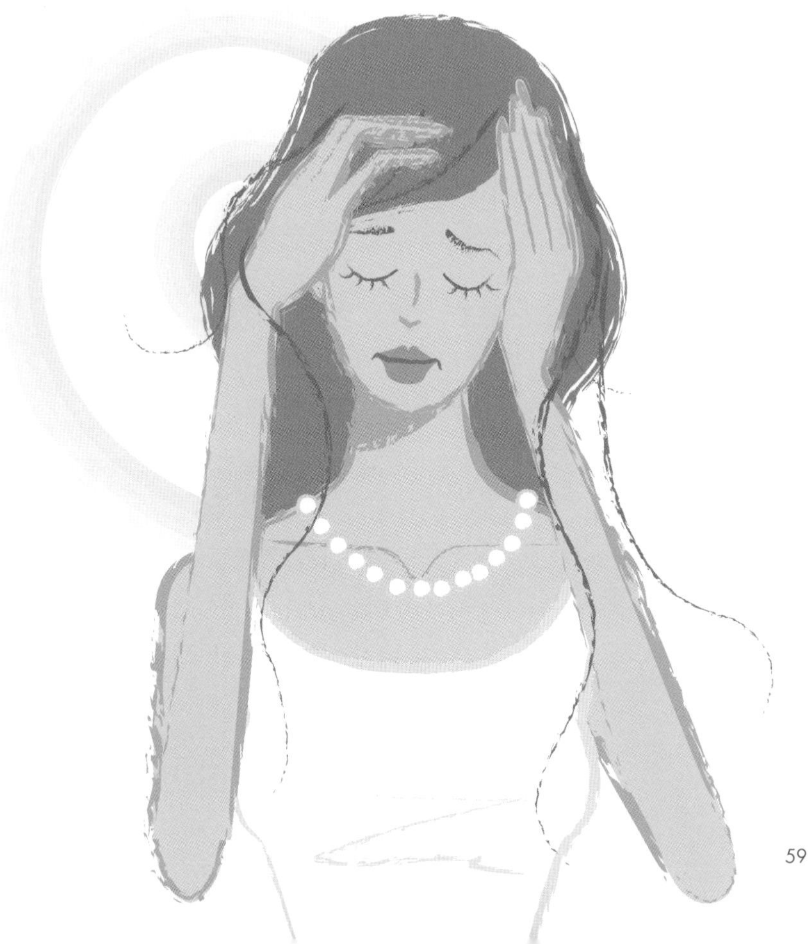

動悸　息切れ　息が苦しい　喉の詰まり感　手の震え

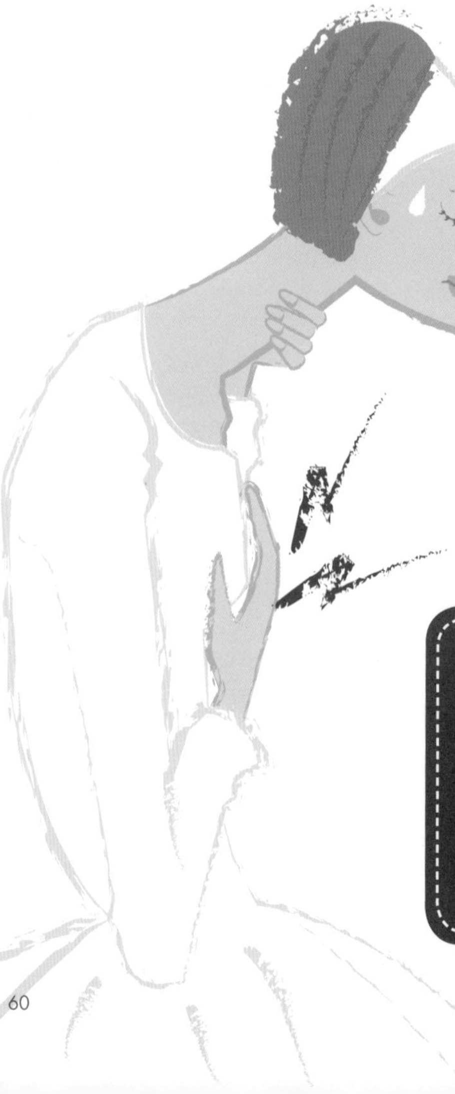

MEMO

自律神経の大敵とは?

自律神経のアンバランスが、多くの更年期症状の原因。これを整える特効薬はありません。喫煙は無論、カフェインとアルコールは大敵。睡眠不足、緊張状態をはじめとするストレスも交感神経を高め、バランスを崩してしまいます。

【こんな症状】

- 急に胸が苦しくなる
- 理由もなく鼓動が速くなる
- 息が苦しくなり、深呼吸ができない
- 喉に何か詰まっているような感じがする
- 手がプルプルと小刻みに震える

心臓などの重大な病気と思い込む前に自律神経のバランスを整える工夫を

寝ているときに急に激しい動悸がして驚いて目が覚める、疲れていないのに息が苦しい、何もしていないのに手が震える、何か喉に詰まった感じ…。これらの症状は、ホットフラッシュなどと同じく自律神経のトラブルで、きっかけもなく起こるのが特徴です。どれも「何か重大な病気かもしれない」と不安になると、さらに症状が出てしまうのでやっかいです。動悸や息切れがあると循環器内科に行きがちですが、この時期であれば、まずは婦人科に相談するのがベターです。

対策&ケア

リラックスして日常生活を送ることで、交感神経と副交感神経のバランスを整える。これに勝る対策はありません。神経を興奮させるカフェインやアルコールはほどほどに。横隔膜をよく動かす呼吸法、ヨガやピラティスなども効果があるといわれています。

めまい　浮遊感　ふわふわ感　耳鳴り　耳閉感

【こんな症状】

- ふとした動きでクラッとする
- 体がふわふわ浮いているように感じる
- 壁や天井がぐるぐる回って見える
- 耳の中でキーンと音がする
- 耳が詰まっている感じがする

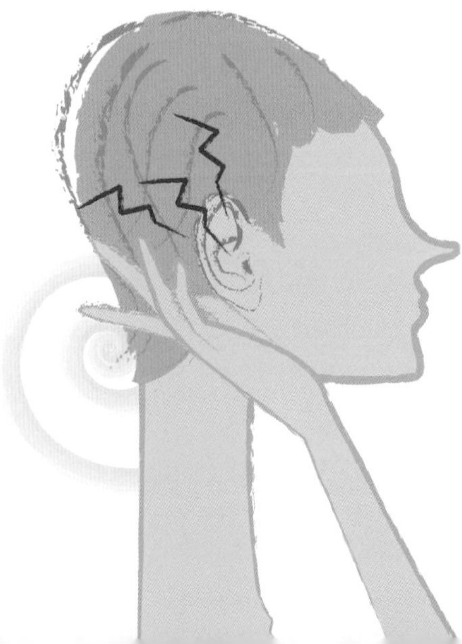

脳の病気ではないかと心配しがち。でも たいていは自律神経に原因があると心得て

　めまいには、体がふわふわ浮いているように感じる「浮動性」のめまいと、周囲がぐるぐる回るように感じる「回転性」のめまいがあります。更年期に多いのは浮動性で、回転性の場合はメニエール病（P77参照）も疑われます。また、耳鳴りや耳のふさがった感覚が同時に起こることが少なくありません。これらもまた自律神経の乱れが原因の症状で、寝不足や疲れがたまったときに出やすくなります。耳鼻科を受診することが多いのですが、詳しく検査をしても特に異常がない、といわれてしまうのが更年期。「自律神経的なものなので、そのうち治りますよ」と説明され、すっかり安心して改善してしまう、というケースもよくあります。

　めまいも耳鳴りも、デパートなどの人混みや、エレベーターなど狭い閉所に行けないという不便な症状を伴うことがあります。また、ひどいめまいで吐いたりすると、脳出血や脳梗塞ではと焦って救急車を呼んでしまう人も。でも、いったん更年期の症状とわかれば「またきた！　薬を飲んで休んでいよう」と対応できるようになるもの。脳や内耳に異常がないかどうか一度は調べてもらい、その後はケアと薬でつきあっていきましょう。

対策&ケア

　耳や首まわりの血流をよくすると改善することもあるので、日常的に首をよく回したり、リンパを流すケアは有効。首の後ろのツボ押しにもトライしてみて。この症状によく出される婦人科での処方薬は、めまい止めのメリスロン、循環をよくするアデホスコーワ、メチコバール（ビタミンB_{12}）の3つ。漢方薬では苓桂朮甘湯《りょうけいじゅつかんとう》で治療することもあります。

Check it out!!

更年期に数値が上がるのは当たり前 ～コレステロール値と「性差医療」

コレステロール値が急に高くなっても慌てないで！ 男性と違い、女性はそれが生理的な変化です

「悪玉」と呼ばれるコレステロールが基準値より高いと、脂質異常症（旧名：高脂血症）と診断されます。動脈硬化の恐れがある、と薬を処方されることも多いもの。「でも、これを男女共通の基準値で判断するのはおかしいんですよ」と対馬先生。女性ホルモン（エストロゲン）はコレステロールの調整役も務めているので、閉経前後にエストロゲンが激減すれば、必然的にLDLコレステロールが上がります。つまり、更年期に当然起こる生理的変化なのです。「内科の正常値範囲の決め方は男性の基準を女性に応用したもの。男性目線で、生活習慣がコレステロールを上げているとしか考えない医師が多い。家族性高コレステロール血症（遺伝的にもともと高い体質）や女性のホルモン変化を考慮していないんです」（対馬先生）

来院する40代以上の女性たちは「いろいろ気をつけてるのに、どうしてコレステロールが上がるんでしょう？」と訴える人がとても多いそう。実際、その人の食生活が悪いわけではないし、数値が高いからといって、すぐに動脈硬化が進行して心筋梗塞のリスクが上がるわけではありません。「女性は男性と違い、比較的コレステロールが高くても生命リスクは上がりません。こう言うと皆さん『ええ～!?』と驚かれます。内科医師の多くがそれを言わないのは、男女の性差に着目していないから。心臓や循環器

に明らかな性差があることは海外でも国内でも確認されているんですが」（対馬先生）

とはいえ、更年期以降にどんどんコレステロールが上がっていくのを、そのままにしておいていいというわけではありません。「動脈硬化が進んでいないかどうかをきちんと見ていくことが大事。私のクリニックでは、頸動脈エコーで動脈硬化を調べ、プラークの有無や血管の壁の厚さを測り、CAVI（キャビ）という脈波検査もしています」。そもそもコレステロールは性ホルモンの材料であり、脂質は脳細胞もつくっている大事なもの。「コレステロールが悪者」という概念自体、古いものです。いまなお「数値が高くなった、これは悪い！」と反応する傾向はありますが、コレステロールを悪人扱いしすぎるのはそろそろやめたいもの。わかっているのは、コレステロール量の高い食べ物を食べても体内の数値は上がらないこと。同じ食べ物を食べて数値が上がってしまう人は、脂質代謝・糖代謝が悪いからなのです。そのことを踏まえて、更年期以降のコレステロール値とのつきあい方を考えていきましょう。

表中の数値は、2014年に日本人間ドック学会の小委員会と健康保険組合が150万人の検診データをもとに公開した基準範囲（※日本人間ドック学会が発表している、厚生労働省認可による基準範囲「判定区分」とは異なります）。この調査結果からは、コレステロールの基準範囲に明らかに性差があること、女性では45～60歳で増加していることがわかります。

出典／「新たな健診の基本検査の基準範囲 日本人間ドック学会と健保連による150万人のメガスタディー」（2014年。2016年改訂）

検診データに基づく基づく基準範囲の目安（mg/dl）

	男性	女性	
中性脂肪	43～209	33～136	
総コレステロール	155～257	30～44歳	144～237
		45～64歳	158～280
		65～80歳	177～281
LDLコレステロール	74～180	30～44歳	61～150
		45～64歳	73～185
		65～80歳	84～189

手指のこわばり・変形
四十肩五十肩　関節痛
腕や足のしびれ　体のきしみ

【こんな症状】

- 手指の関節がこわばり、動かしにくい
- 手指の関節が痛む、コブができている
- 肩が痛くて手が上がらない
- 肩、膝、股関節、足首などに違和感がある
- 腕や足がしびれてピリピリする
- 体のあちこちの筋肉が痛い

対策&ケア

関節系の不調に共通するのは、急性の炎症期は医療機関を受診し、安静にして炎症を早く止めること。炎症が治まったら、関節が固まって動かなくならないよう、よく動かすことです。また、手のこわばりやヘバーデン結節は、あきらめずに根気よくマッサージを続けましょう。特に、夜に揉んでおくと朝の症状が改善します。

変形した手指でさえ、治ることが！
病気だとあきらめずケアや治療法を相談して

これら関節系のトラブルも更年期に多い症状。もともと女性の関節は男性に比べて弱いのですが、関節や腱などを覆っている滑膜《かつまく》にエストロゲンが作用するため柔らかく、可動域も維持されています。そのエストロゲンがなくなると、関節はとたんに動きがギクシャク。何かのきっかけで炎症を起こすと赤く腫れて痛みます。最初に多いのは手指のこわばり。リウマチではと心配する人がほとんどですが、血液検査でだいたいわかります。

整形外科を受診しても、多くの場合「年だから仕方がない」と言われがち。手指の第一関節が変形するヘバーデン結節や、手首が変形する手根管症候群などは反対に、「手術しましょう」と言われてしまうことも…。関節のトラブルは更年期の始まりに起こりがちなので、少し待つとラクになる人や、正しいセルフケアで改善する人、サプリメントやHRT（ホルモン補充療法）で完治する人も。「早まって手術しないでよかった！」という結果になることが多いので、ぜひ婦人科にも相談するのがおすすめです。

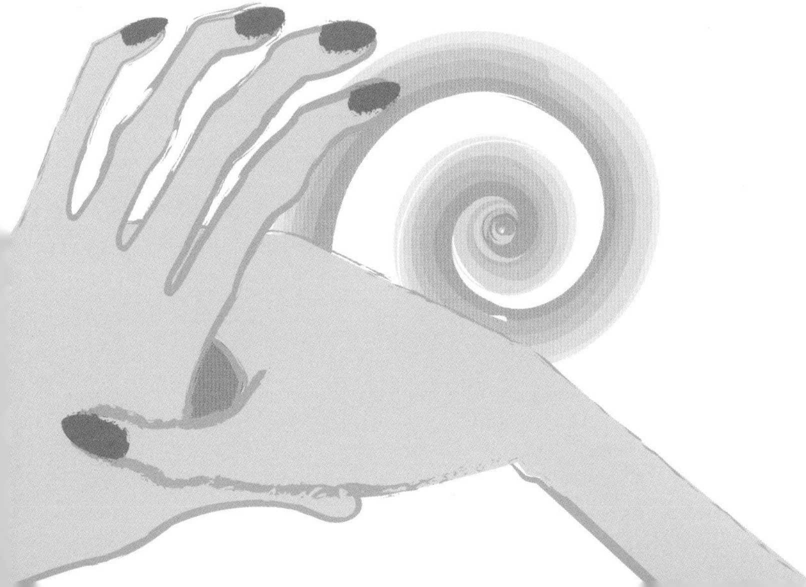

肩こり　首こり　腰痛
背中の痛み　筋肉の張り

【こんな症状】

- 肩こりや首こりがひどく、頭痛までする
- 背中がバリバリに張って痛む
- 腰が重い、だるい、痛い
- あちこちの筋肉が張ってつらい

姿勢や生活習慣が症状の引き金に。自分の状態を把握することから始めたい

それまでこり知らずでも、更年期には頑固な肩こり、首こりに悩まされるようになったり、不快感を訴える人が増えます。これも女性ホルモンの減少によって代謝が悪くなり、血流が滞るためです。自律神経が不安定になることにより、痛みに対して敏感になることも要因と考えられます。

症状の引き金となるのは、普段の姿勢や生活習慣です。首、肩、背中、腰の筋肉はすべて姿勢キープに使われているため、猫背ぎみでパソコンに向かっている、骨盤を後傾させて座るクセがある、反り腰で立っている…など、どれも特定の部位の血流を悪くする原因に。また、加齢と運動不足で筋力が低下することや老眼なども関係があるようです。

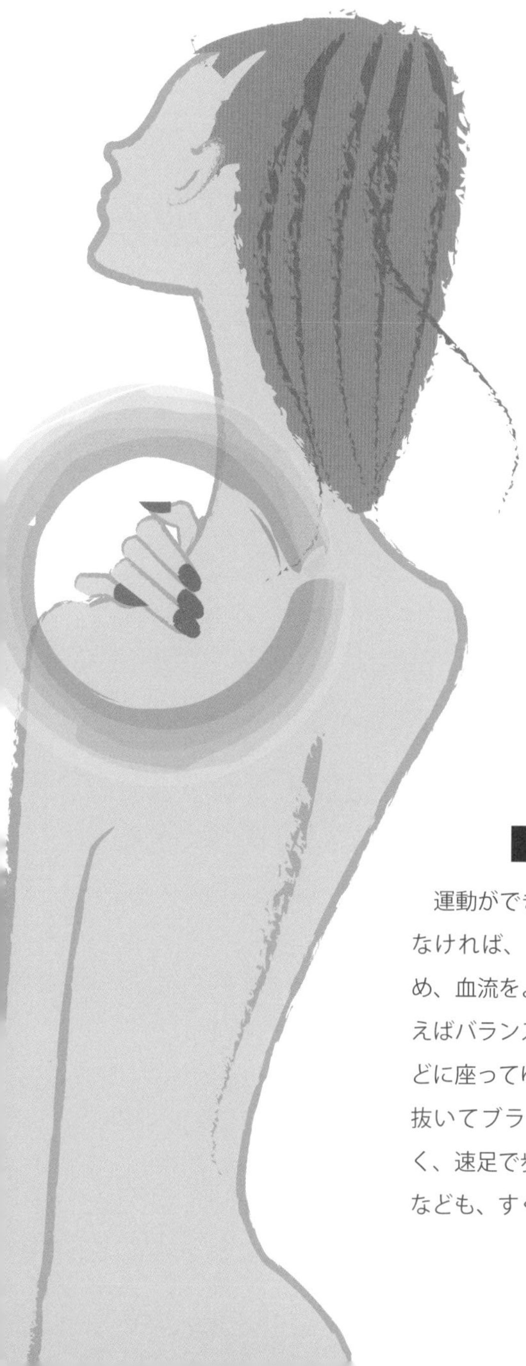

対策&ケア

運動ができればベストですが、習慣がなければ、気づいたときに筋肉をゆるめ、血流をよくすることを心がけて。例えばバランスボールやエアクッションなどに座ってゆらゆら揺れる、手足の力を抜いてブラブラ振るなど。少し長く歩く、速足で歩く、いつもより大股で歩くなども、すぐ取り入れられる工夫です。

お腹の張り　腹痛　下痢　便秘　消化不良　逆流性食道炎

【こんな症状】

- お腹のどこかがシクシクと痛む
- 下腹がパンパンに張ってしまう
- 便秘や下痢をよくする
- 食べすぎでもないのに胃痛や不快感がある
- 胸焼け、ゲップ、酸っぱいものがこみ上げる

さまざまな要因が重なる消化器系トラブル…。気づかないだけで、実は更年期にありがち!

胃腸は副交感神経の支配で動いているため、女性ホルモンが減り、自律神経が乱れる更年期にはどうしても影響を受けてしまいます。胃腸が丈夫だと思っていた人でも調子が悪くなり、胃腸薬のお世話になることも。

胃腸の粘膜が厚みを失い萎縮し、胃腸を動かす筋肉も衰えることで、消化吸収能力も蠕動《ぜんどう》運動も落ちてきます。働きが低下するため食べ物がいつまでも胃にとどまり、胸焼けや膨満感が生じたり、逆流性食道炎と診断される人が増えたり。また、ストレスや緊張が続くと交感神経が優位になり、腸を動かす副交感神経が働かないため、下痢や便秘を繰り返すことに…。

対策&ケア

何はなくとも「胃腸の働きが低下している」という自覚をもちましょう。日本古来の食事は腸内細菌を活性化してくれるので、和食を中心に、よく噛んで、腹八分に食べるのがおすすめ。内側から内臓を動かす横隔膜呼吸なども、積極的に取り入れてみて。

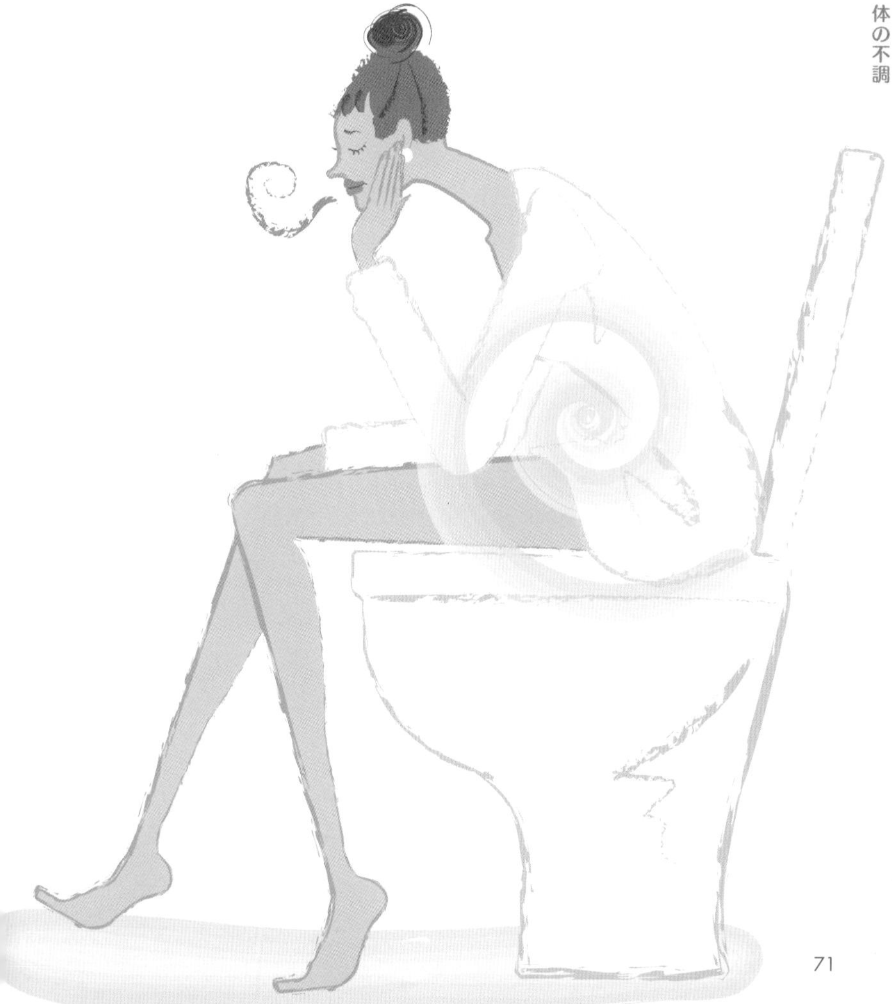

太る一方　痩せる一方

【こんな症状】

- 食べる量は変わらないのに太ってしまう
- 食事を減らしてもまったく痩せない
- 食べる量が変わらないのに痩せていく
- たくさん食べても全然太れない

食べる量にばかりとらわれず
自律神経や胃腸の機能を見直して

更年期は、一般的に太る人が多い時期。消化吸収はできているのにうまく代謝ができないケースです。消化吸収し、ちゃんと代謝して排泄するという流れは副交感神経がしっかり働いてこそ保たれるもの。やはり自律神経の見直しが大切です。一方、消化吸収ができなくて痩せていく人もいます。こちらは胃腸がきちんと機能していないタイプ。粘膜や腸絨毛《ちょうじゅうもう》の働きを保つビタミンやミネラルが不足していることが考えられます。

対策&ケア

太ったり痩せたりするのはカロリーの問題、といわれていたのは昭和の時代。カロリーよりも栄養の質が問題です。必要な栄養素をきちんと摂ることが代謝を良好に保つカギです。

むくみ

【こんな症状】

- 朝、まぶたが腫れている
- 指がむくんで指輪が抜けなくなる
- 靴下の跡がくっきりついて残る
- 夕方には脚がパンパンに太くなる

足りない栄養素がむくみの原因かも!?

むくみにも自律神経がかかわっています。女性ホルモンの助けがなくなると血流やリンパの流れが悪くなり、むくみがひどい人が増えてきます。むくみの原因としてはミネラル不足が有名ですが、実はタンパク質が足りず、血液の浸透圧を調整するアルブミンが不足することも大きな原因に。

対策&ケア

自律神経を整え、運動で体を動かすほか、栄養面からのアプローチも考えてみましょう。水分代謝に必要なビタミン、ミネラル、そしてタンパク質もしっかり摂るよう心がけて。ミネラルの多い水や塩をたくさん摂って、老廃物を流すのも大切です。

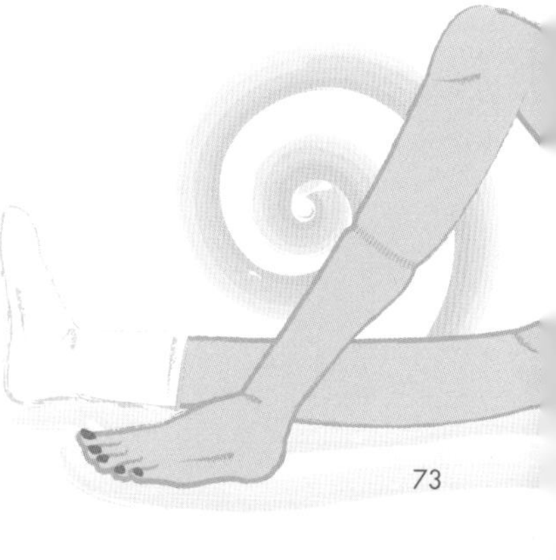

目のトラブル

疲れ目　かすみ目　ドライアイ

【こんな症状】

- 目が疲れやすい、ショボショボする、かすむ
- 目が乾いてつらい(P146参照)

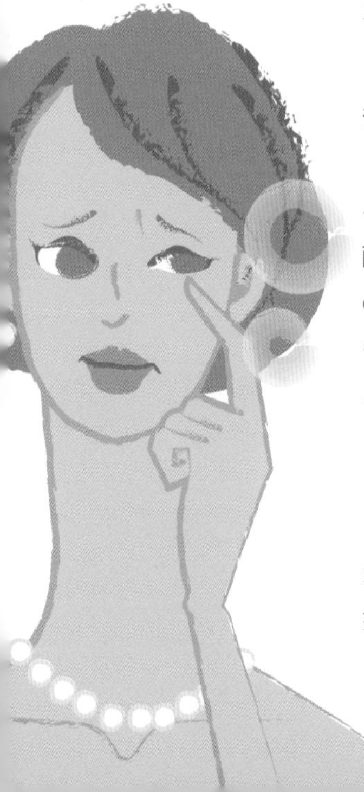

老眼のストレスに加えて 多くのリスクを抱えてしまいがち

40歳を過ぎた頃から、老眼を自覚しはじめる人は多いもの。潤いホルモンである女性ホルモンが減り、ただでさえドライアイの症状を訴える人が増える時期、老眼のストレス、パソコンやスマホなどの画面を長時間見て過ごす現代は、目のトラブル原因のるつぼ！　加えて、40代からは緑内障などの病気も急増します。目の不調から心身の不調に発展することもあるので、軽視せずに早めの対処を。

対策&ケア

40代になったら1年に1回は目の検診を。視力がよかった人は眼科の受診が初めてかもしれませんが、好奇心をもってポジティブに行ってみましょう！

皮膚トラブル

乾燥やかゆみ　湿疹　かぶれ

【こんな症状】

- 肌が乾燥して敏感に
- モーレツにかゆい
- 湿疹や蕁《じん》麻《ま》疹《しん》がよく出る
- かぶれやすい

小さな刺激にも敏感になった状態。
さわりすぎず、保湿することを最優先に

肌の潤いを保っていてくれた女性ホルモンが減ってしまうと、皮膚内部のコラーゲンやヒアルロン酸も少なくなり、パサパサに乾燥してしまいます。同時に、バリア機能が低下して外部からの刺激を受けやすい状態になり、今まで何ともなかった衣類や化粧品、ホコリなどでもかゆみやかぶれが起きやすくなります。特に症状が目立ちやすいのは、もともと皮脂腺が少なく皮膚の薄い顔、お腹、腕や太もも、そしてデリケートゾーン。下着のゴムでかぶれたり、使っていた化粧品がヒリヒリしたり…。かゆいからとうっかり掻いて、さらにかゆくなる悪循環に陥ることも。

対策&ケア

この時期のケアの基本はとにかく保湿。刺激のない保湿剤をたっぷりと使って。掻いたりこすったりすると表皮が傷つき、浸出液が出てますますかゆくなるため、絶対に掻かないのが鉄則です。

乳房の張り 乳首の痛み

【こんな症状】

● 乳房が張って痛む　● 乳首がピリピリと痛む

思春期のような乳房の張りや痛み。乳がんに直結していることはごくまれです

胸にはエストロゲンやプロゲステロンの変動を感じやすいレセプターが多いので、ホルモンが揺らぐ時期は、急な乳房痛を感じたりすることがあります。閉経前後には意外とよくある症状です。乳がんと結びつけてしまいがちですが、定期的に乳がん検診をしている人なら必要以上に心配しないで。また、胸が張っていると思っても、ワキのリンパが詰まっている症状だったという勘違いや、ごくまれに、狭心症や心筋梗塞など心臓の病気の症状で乳房が痛いと感じる場合も。長引く場合は婦人科で相談を。

対策&ケア

出産後に生クリームなどの乳脂肪系食品を食べたあと、胸が張って不快になることがあります。過敏な人は、更年期にも同じような張りを感じることがあるかもしれません。乳脂肪を避けてみるのもひとつの手。

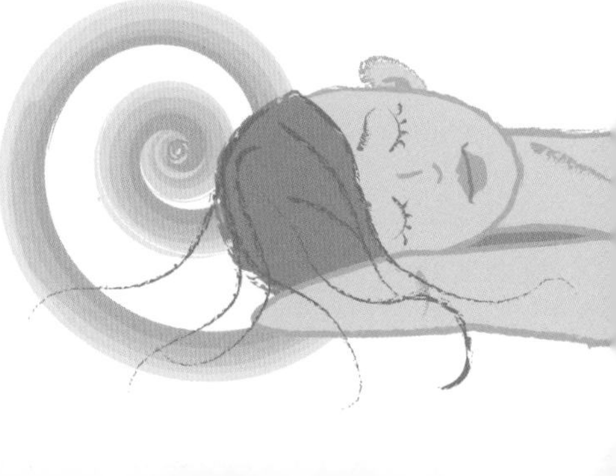

持病の悪化

高血圧　糖尿病
脂質異常症　喘息《ぜんそく》　メニエール病　リウマチなど

【こんな症状】

● なりやすい病気、悪かった数値が悪化してしまう

女性ホルモンはもう守ってくれない！
自分の弱い部分を再チェック

閉経前後にいちばん気をつけたいのが、これ。心身の守り神、女性ホルモンが少なくなると、頭痛、高血圧、糖尿病、喘息や蕁麻疹、肥満など、自分のいちばん弱い部分がむき出しになってしまいます。小さい頃から出やすかった症状、遺伝的な素因、生活習慣の偏り、健診の数値が悪いものなど、これを機に自分と向きあって、弱い部分を自覚しておきましょう。

対策&ケア

遺伝的、体質的に弱い部分をきちんと把握しておくこと。わからないことがあれば家族にも聞いて確認を。現在の自分の生活習慣で病気のリスクを高めてしまいそうなことは、この際、見直しリストに入れて！

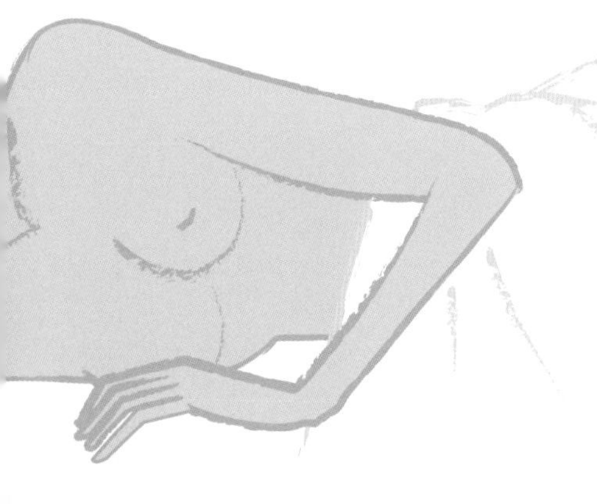

Chiaki's case

column 01

［千明さんの更年期］

「プレ更年期から数えて20数年。いろいろな“ツール”を手に入れ、今や安定のポスト更年期！」

更年期。それは閉経を挟んでその前の5年、その後の5年、合計10年間のこと。私は52歳のときに閉経したから、型どおりでいうと、**47〜57歳が私の更年期**だったわけです。

ところが、私に最初の不調が訪れたのは37歳頃でした。首や肩のこり、動悸、もの忘れ。腕から骨が抜けるような感覚に襲われたり、突然頭がふわっとしたり。怖くなって、脳のMRI、がん検査、心電図などの検査も受け、耳鼻科にも婦人科にもかかりました。が、どこにも異常なし！　原因不明のまま数年がたち、産婦人科ドクターの対馬先生と出会ったことで、解決の糸口が見つかりました。

先生いわく「それ、**プレ更年期**じゃない？」と。そんな言葉はまだなかった時代にです。確かに症状は更年期、でも年齢的には更年期にはまだ早い。そこでOC（低用量ピル）をすすめられ、飲み始めて3カ月ですべての症状が消えてしまったのです。不調がホルモンバランスからきていたと知り、目からウロコ！　女性ホルモンの重要性をみんなにもっと知らせなきゃ、正しい知識を広めなきゃ、と思いました。そして翌年から対馬先生と一般女性向けの講座**「女性ホルモン塾®」をスタート**したのです。

少しずつ自分のホルモンバランスをコントロールできるようになり、仕事も順調だった45歳頃。いよいよエストロゲン値が下がり、**本格的な更年期**に入りました。更年期の入り口はくせ者。全身が潤い不足で冷え症状が深刻になり、頻尿・尿もれにも悩まされました。中耳炎とヘルペスも繰り返していたと思います。

51歳のとき、夫と別居、翌年に離婚。その後、妹と鍼灸治療院を開院し、同時期に**閉経**を迎えました。OCを飲んでいたので消退出血（休薬期に起こる月経のような出血）はあったものの、ホルモン値を計測して閉経したことがわかったのです。このタイミングでHRT（ホルモン補充療法）に切り替え。まさに、公私ともに**第二の人生に向けリセット**したときでした。

それから今日まで、ホルモンの波に揺られながらもHRTでなんとかコントロールしてきました。体調によってはHRTと相性のいい漢方薬も使います。血流を調整する薬も使いますし、私の専門であるアロマテラピー、鍼灸やサプリメントなども使えます。

最近は、安定剤を使えるようになったのが私の成長かな。安定剤とか眠剤にはなんとなく抵抗感があって、使っていなかったことが悔やまれます。もっと早くから眠りの質を上げていたら、もう少し精神状態がよかったかもしれないと思っています。

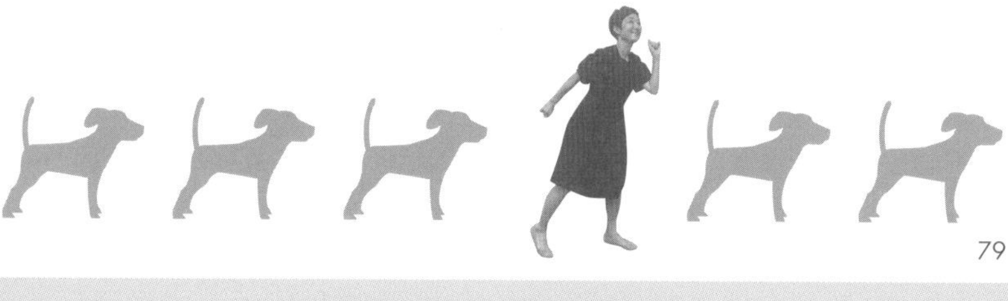

私のクライアントの方たちを見ていると、女性が更年期で調子がおかしくなっていくときは、まず最初に眠れなくなり、食べられなくなる。そこから「心臓バクバク」が始まって**自律神経がアンバランス**になり、心療内科に行ってそれでもよくならなくて、その次は「会社辞めたい…」となる。だいたいそのパターンです。「体力温存することが大事だから、まず眠りましょう。眠剤や安定剤もいいのよ」とおすすめして、それで2、3日しっかり眠ると、すぐによくなる。あぁ、こういう回復の仕方をしたほうが、結局仕事を辞めたりしなくても済むのね～、と痛感するのです。私も含め、自分自身の変化がわかると、ネガティブなイメージだった眠剤への疑いが晴れて、要は使いようなんだとわかる。人生ダメにするくらいなら、眠剤の力を借りてでも眠ったほうがいい。

今の私は、既に更年期も終えてポスト更年期。いろいろなツールを手に入れて心も体も安定して、もう**老年期の入り口**にいます。「閉経」しない人はいません。すべての女性に「更年期」がきます。なのに「私には更年期はない」と頑なに言う人がいます。時期の名前だと説明しているそばから「でも私にはない！」って（笑）。**すごく石頭**。その頑固な感情が、まさに更年期の証明よ。自分の体の変化に、なぜ気がつかないの？

閉経の仕方は人それぞれ。更年期の不調の出方も人それぞれ。更年期の入り口のほうがひどかった私のようなタイプは、あとになって「**あれが更年期の始まり**だったんだ！」と気づくことも多いと思います。不調にリアルタイムで気がつけば、もっといろいろな対応ができる。それを知ってほしいなと思います。

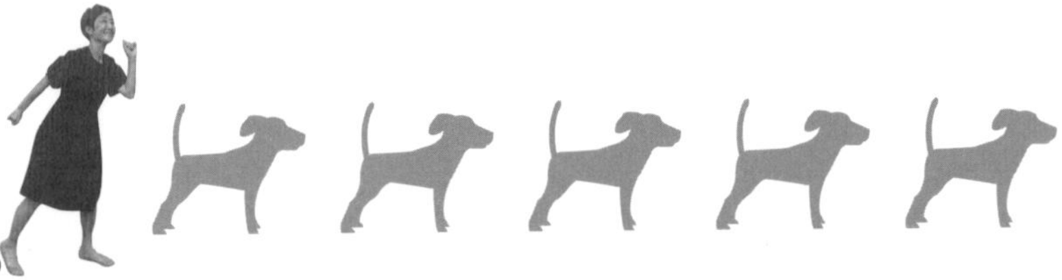

第4章

尿もれにも肥満にも！欠かせないのは「骨盤底筋」ケア

近年、ようやく注目されだした骨盤底筋。
骨盤底筋体操は、最近「膣トレ」とも言われ、
今やどの世代の女性にも欠かせないメソッドに。
尿トラブルやぽっこりお腹、むくみまで
多くの予防と改善効果が期待されています。
女性ホルモンと尿もれとの関連性も指摘されつつあり
この時期、ぜひマスターしたいもののひとつです。

きちんと覚えて「意識」することから！

骨盤と骨盤底筋のしくみ

骨盤底筋は、尿道、腟、肛門のまわりを取り囲む筋肉の集まりです。あまり関心がなかった人にとっては、なかなか意識しにくいもの。〝自転車に乗ったとき、サドルにあたっている部分全部〟というとイメージしやすいかもしれません。

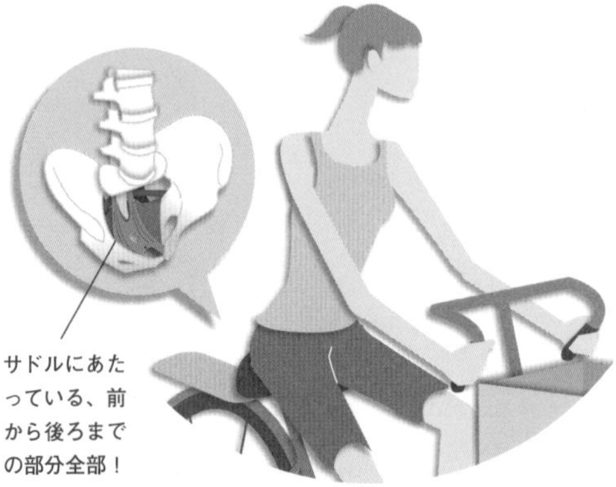

骨盤底筋は骨盤の底にある筋肉群の集まり

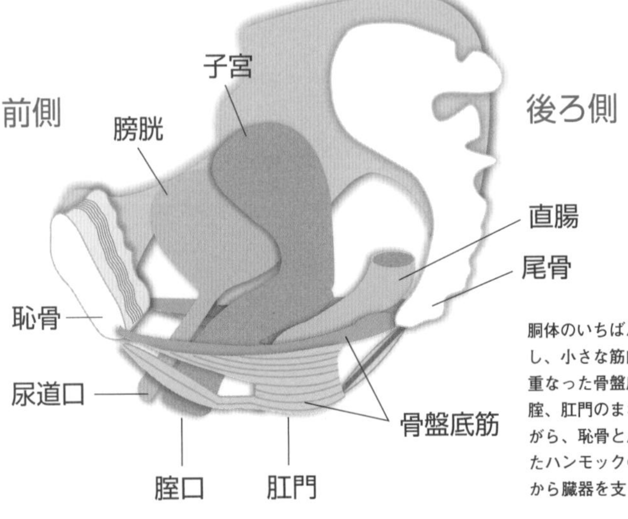

胴体のいちばん下側に位置し、小さな筋肉が何層にも重なった骨盤底筋。尿道、腟、肛門のまわりを囲みながら、恥骨と尾骨に吊られたハンモックのように、下から臓器を支えています。

骨盤底筋を下（足の間）から見たところ

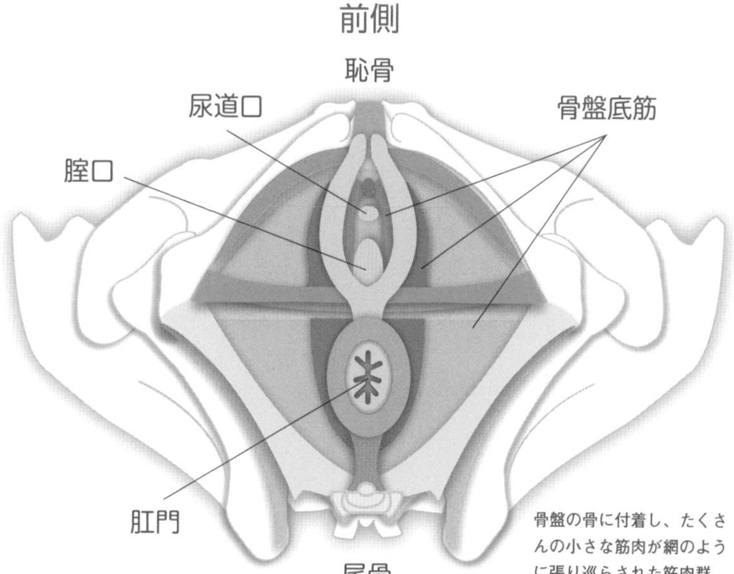

骨盤の骨に付着し、たくさんの小さな筋肉が網のように張り巡らされた筋肉群。尿道、膣、肛門は、それぞれの周囲を取り囲む筋肉によって、締めたり緩めたりのコントロールができます。

骨盤底筋を上手に使えることは閉経後の人生に差がつくポイント

人は無意識に排泄をしています。乳幼児の頃はトレーニングが必要だったかもしれませんが、その後は骨盤底筋を意識して排尿や排便をしてきた人はいないはず。でも、大げさでなく、今後は骨盤底筋を意識できるかできないかで美と健康に大きく差が出てきます。

MEMO

「骨盤底筋」と「骨盤底」の違いは？

骨盤底筋はいくつもの筋肉群の総称なので、正しくは「骨盤底筋群」と言います。「骨盤底」は、骨盤底筋や線維組織、神経などを含めた骨盤の底の部分の総称。こちらは医療でよく使われるので、覚えておきましょう。

えっ、そんなこともよくないの!?

骨盤底筋が弱る原因とは?

出産以外にもある!
日常の意外な習慣

骨盤底筋に確実にダメージを与えるのは出産です。物理的に伸びたり傷つくからですが、治さずそのまま年をとると尿もれの原因に。日常的にも排便時にいきむなど、過度に腹圧をかける習慣がある人は骨盤底筋に負担がかかり、早く衰えるリスクが高いのです。

骨盤底筋を弱らせる習慣【ワースト7】

1 便秘(長時間いきむ)
2 花粉症や喘息のくしゃみや咳
3 息を止めて行う腹筋運動
4 草むしりなどしゃがみ姿勢
5 重いものを持って歩く
6 きついガードルの圧迫
7 車の運転など、骨盤を後傾させた座位姿勢

どんどん弱っていく骨盤底筋

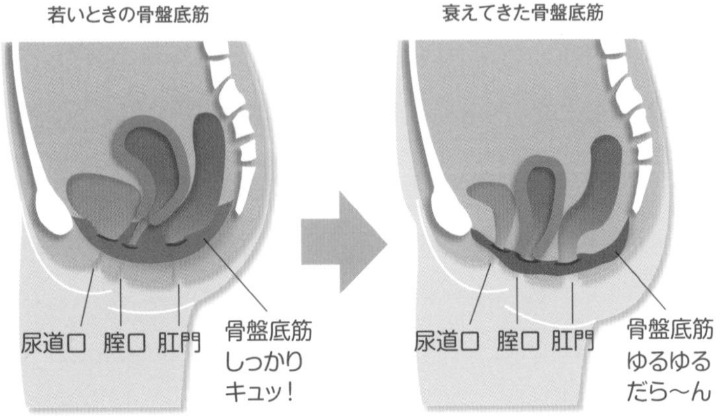

弾力のある筋肉群で下から臓器を支え、排尿排便、経血をコントロールし、体幹を安定させてよい姿勢を保つなどの働きをします。

骨盤底筋の弾力や厚みが失われると、必然的に内臓は下がってきます。尿道、膣、肛門の開け閉めもうまくいかず、もれの原因に…。

骨盤底筋の役割

- 骨盤内臓器（特に膀胱、直腸、子宮）を支える
- 排尿のコントロール
- 排便のコントロール
- 月経時、経血のコントロール
- 出産時に産道を伸縮させる
- 性交のサポート
- 姿勢・運動のコントロール
- 呼吸をサポートし、体幹を安定させる

骨盤底筋を弱らせるリスク

- 加齢（筋力低下）
- 運動不足（筋力低下）
- 肥満（内臓脂肪の増加）
- 妊娠・出産（筋肉・靭帯損傷）
- 女性ホルモンの減少
- 腹圧をかけた腹筋運動
- ランニングや縄跳び（過度な衝撃）
- 排尿と排便でのいきみ
- 重い荷物を持つ（腹圧のかけすぎ）
- 強い咳を繰り返す（腹圧のかけすぎ）

骨盤底筋の機能が衰えて起こるトラブル

- 尿もれ・頻尿・便失禁・便秘・痔
- 下肢のむくみ、静脈瘤
- 骨盤がゆがむ
- 性交痛・性交障害
- 血流やリンパの流れが悪くなる
- 子宮などの臓器脱
- 自律神経の不調
- 腰痛・骨盤痛・股関節痛
- 下腹がぽっこり出る
- ヒップが下がる
- 太ももが太くなる
- 姿勢が悪くなる

骨盤底筋の衰えの代表的な症状はこれ!

尿トラブル（尿もれ・頻尿）

女性に尿問題が多いのには理由がある!

　女性は骨格上、骨盤の下側が広くあいているのに加えて、子宮や卵巣など男性にはない臓器を支える力も必要です。そのうえ出産により圧力がかかって伸ばされたり裂けたり…。また、男性の場合、骨盤底筋が直接かかわるのは肛門だけですが、女性は尿道、膣、肛門の3つをコントロールしなければならないという使命があります。もともと男性に比べて、骨盤底筋の負担が大きく、衰えやすい理由がそろっているのです。

骨盤＆骨盤底筋
女性と男性の違い

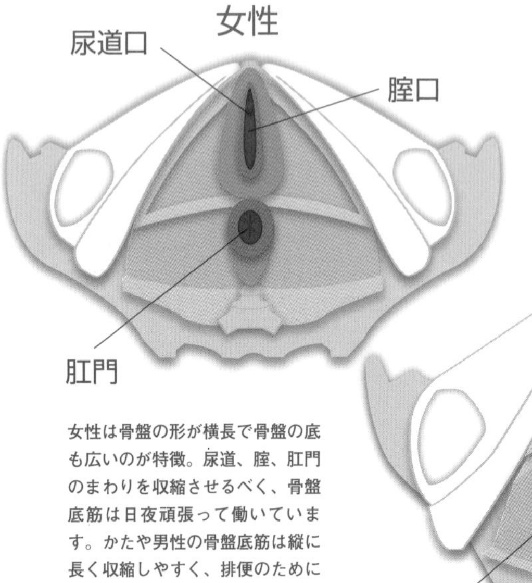

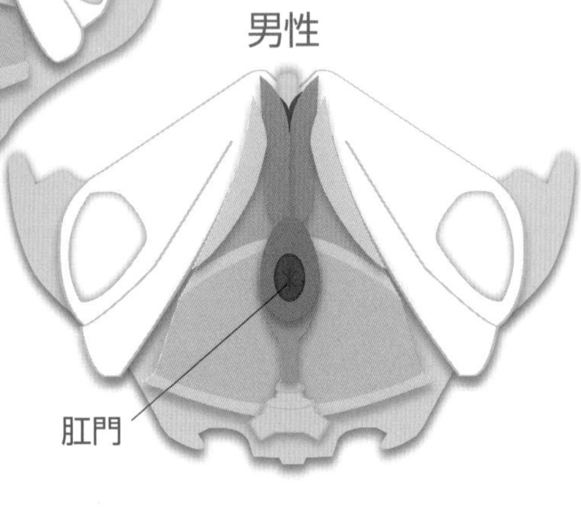

女性は骨盤の形が横長で骨盤の底も広いのが特徴。尿道、膣、肛門のまわりを収縮させるべく、骨盤底筋は日夜頑張って働いています。かたや男性の骨盤底筋は縦に長く収縮しやすく、排便のためにのみ使うので単純な構造に。

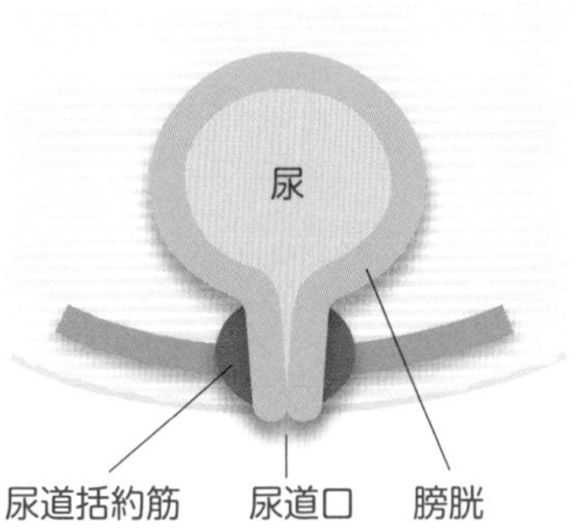

正常な人の排尿のしくみ

膀胱に尿がある程度たまると、脳から膀胱に「おしっこを出して」という指令が届き、膀胱が収縮して尿を押し出します。すると、尿道を締めたり緩めたりする役目の尿道括約筋が尿道口を緩め、尿が出るのです。

おもな尿もれのタイプ

切迫性尿失禁

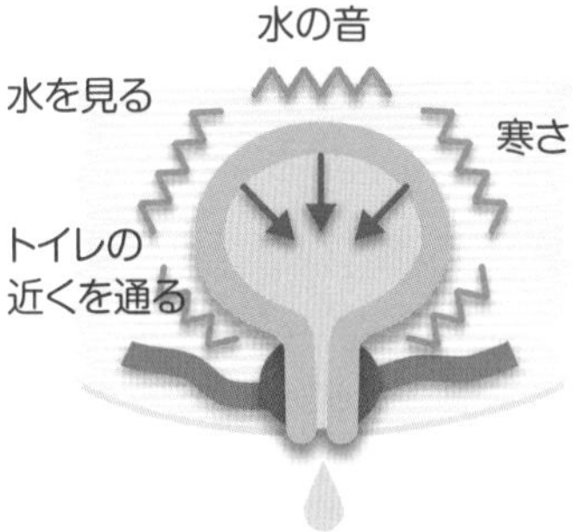

水の音を聞いたり流水を見たり、寒さを感じると、突然尿意を感じて我慢できず、もらしてしまうタイプ。膀胱の過活動(*)が原因。

腹圧性尿失禁

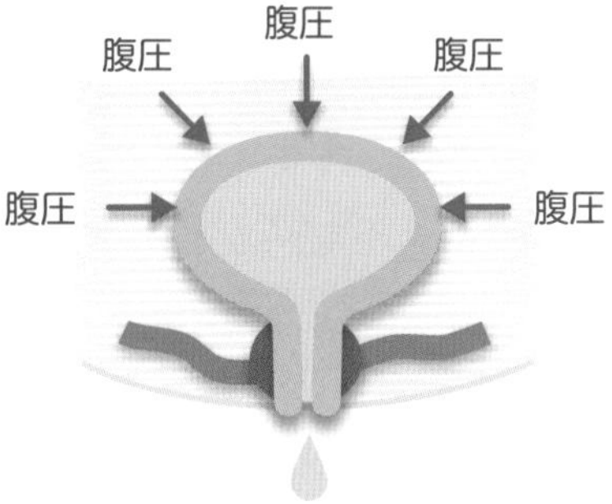

くしゃみや咳、重いものを持ったりして腹圧がかかったときに、ついもれてしまうタイプ。尿道を締める機能が衰えたことによるもの。

閉経後に多いのは、ふたつが一緒に起きるタイプ

混合型尿失禁

*過活動膀胱とは?

急に起こる我慢できない尿意を主症状とする症候群。膀胱が過敏になり、自分の意に反して尿道括約筋が収縮してしまうため頻尿に。女性ホルモンと連動して過敏になるため、更年期によく起こります。

他人事ではいられない。骨盤底筋の衰えが進むと…

「骨盤臓器脱」のおそれも!

臓器が膣から出てきてしまう病気

骨盤臓器脱は、別名「膣のヘルニア」などとも呼ばれ、骨盤内の臓器が膣から外に出てきてしまう状態。膀胱が落ちれば膀胱瘤、子宮が落ちれば子宮脱と呼び、総称して骨盤臓器脱といいます。骨盤底筋は前側がゆるめば尿もれ、後ろ側なら排便障害につながりますが、全面的に衰えると、ついには臓器を支えられなくなり、臓器が下がってきてしまうのです。膣から垂れ下がるその状態から、昔は「なすび」と呼ばれていたのだとか。

閉経前後から下がり始め、数年で自覚症状が出て受診する人がほとんど。初期症状は違和感がある程度ですが、徐々にはっきりした症状に発展。ひどくなると、飛び出てきた臓器を手で戻さないと排尿や排便がしづらくなります。それでも恥ずかしさから家族や友達にも言えず、病院に行けないまま時がたち、痛みや出血のため歩けなくなってやっと受診する人も少なくありません。もしや、と思った初期段階で相談しましょう。

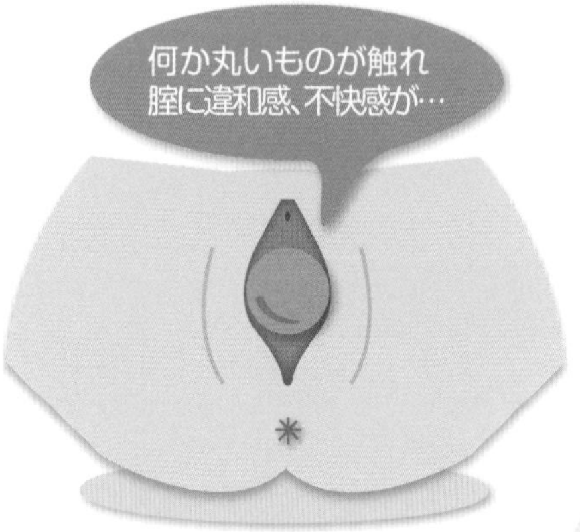

「骨盤臓器脱」の初期症状は…

●尿の出が悪く、すっきりしない
●股間に何か挟まっているような異物感がある
●椅子に座るとボールの上に座っているような感じがする
●夕方になると股間の異物感や不快感が強くなってくる
●膣に指を入れると、ボール状のものに触れる

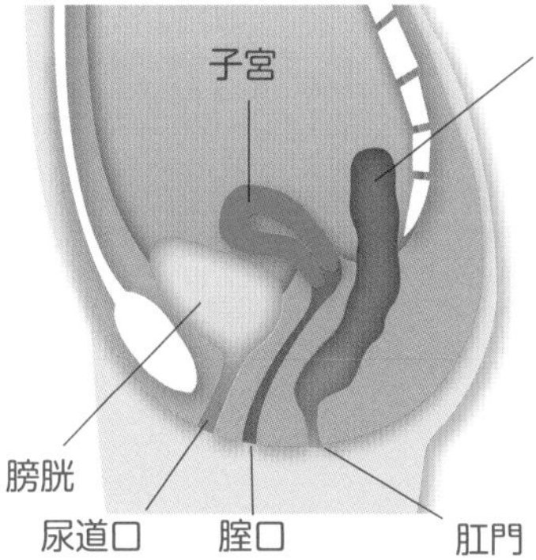

正常な臓器の位置は?

女性の場合、骨盤内の臓器は前側から膀胱、子宮、直腸と並んでいて、その出口である外性器も、前から順に尿道、膣、肛門です。これらはすべて骨盤底筋（筋膜や靱帯を含む）に支えられていて、通常は落ちてくることなく位置が保たれています。

骨盤臓器脱のいろいろ

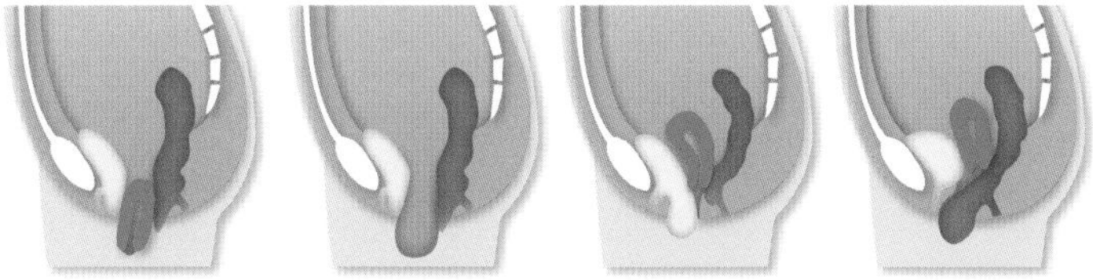

子宮脱

子宮が膣管を伴って落ちてくる状態。特に出産を経験した人に多い

膣断端脱《ちつだんたんだつ》

子宮全摘した人に多い。膣壁が靴下を裏返したように下がってくる

膀胱瘤《ぼうこうりゅう》

いちばん多いといわれる。膀胱が膣壁とともに落ちるので排尿障害も

直腸瘤

後ろ側の膣壁とともに直腸が下がる。飛び出た部分に便がたまり排便障害に

軽度なら手術なし? 骨盤臓器脱の治療法

軽症の場合は骨盤底筋体操（P90）の指導が行われます。クリニックによってはマンツーマンの指導も。中等〜重症の場合、根本治療は手術で、いくつかの方法があります。手術を望まない・できない場合は、ペッサリーというリングを膣内に入れる対症療法も。

症状がある人もない人も今後の人生に必須！

骨盤底筋体操（ケーゲル体操）

尿道、膣、肛門を正しく意識することから！

尿トラブルや軽症の骨盤臓器脱まで改善してしまうほど、効果が実証されている骨盤底筋体操。ケーゲル体操ともいいます。骨盤底筋は尿道、膣、肛門を正しく引き上げることがそのままトレーニングに。お尻の力を使わず骨盤底筋だけ締めたり緩めたりできるよう、根気よく続けましょう。

基本のトレーニング

自覚しやすいのは、仰向けに寝て膝を立てた姿勢。尿道、膣、肛門を別々に意識できることが目標です。最初は前側と後ろ側に分けるだけでもＯＫ。引き上げるときは必ず息を吐きながら。呼吸を意識して行います。

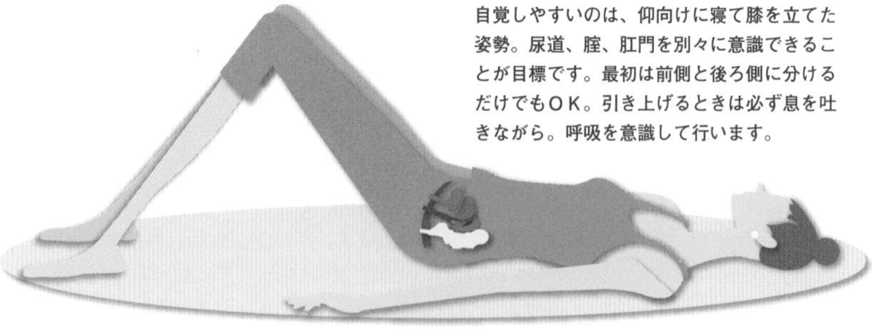

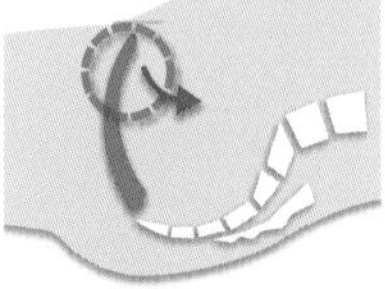

1 まずは前側。尿道と膣をお腹側へぎゅ～っとゆっくり引き上げ、10秒間キープしたあと、パッと脱力します。

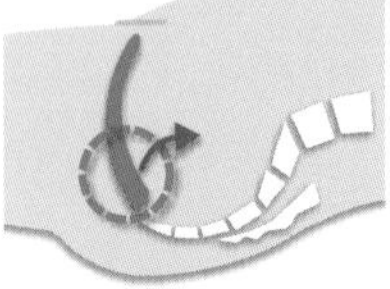

2 今度は肛門側をお腹の中へ引き上げるようなイメージで。同様に10秒間ゆっくり締めてから脱力します。

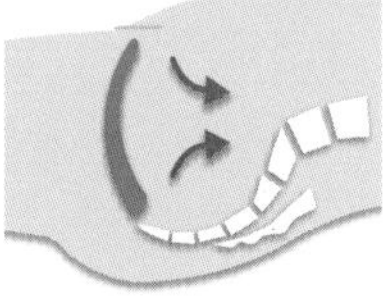

3 次に全体を引き上げ、10秒間キープしたあと、脱力。1～3をパッパッとスピーディに締めるバージョンも試して。

動かし方がわからない人は お風呂の中で触れながら

締めたり緩めたりの方法がわからない人は、膣に指を1本、3～4cmくらいまで入れて。指が上に引き込まれるように締められれば正解。指が押し出されてしまうなら間違っています！

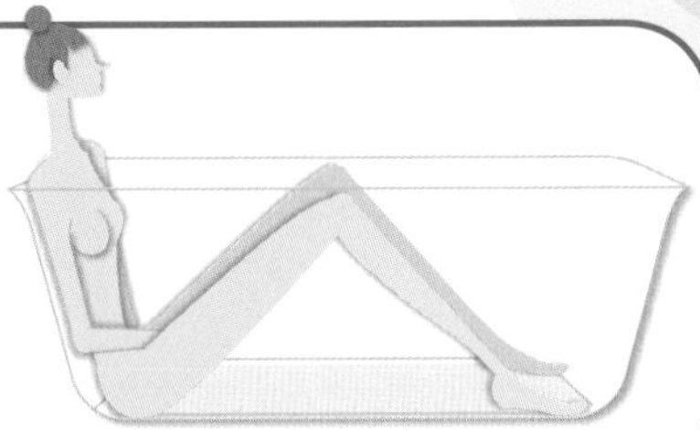

基本ができたら、いろんなポーズでトライ！

仰向けでできた人は、いろんな体勢でやってみましょう。10秒間ぐーっと持続して引き上げることができたら、瞬間的にパッパッと締めたり緩めたり、両方できるように練習を。

椅子に座って

椅子に深く座り、骨盤を立てた姿勢でトライ。意識できない人は、筒状に丸めたタオルを骨盤底筋の下に置いてみて。

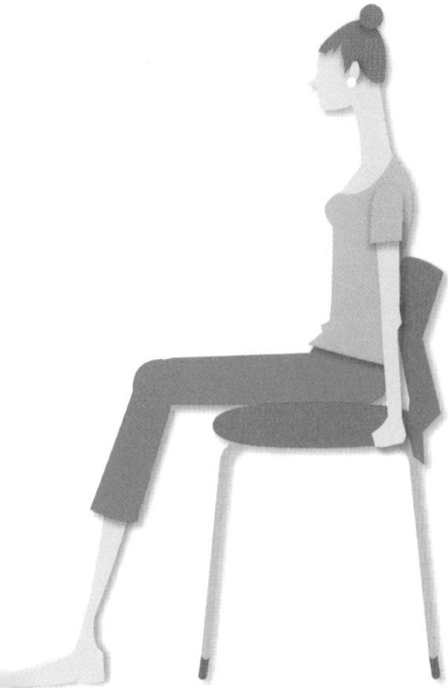

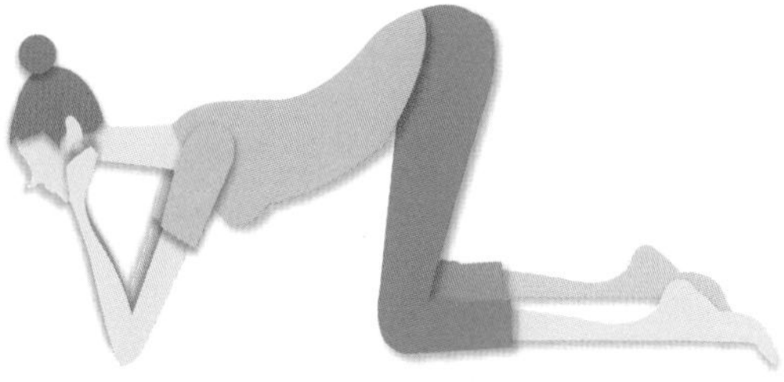

四つん這いの姿勢で

あえて骨盤底筋を意識しにくい四つん這いの姿勢で。指先からひじまでついてお尻を上げると、さらにレベルアップ！

ヒップリフトを兼ねて

基本の姿勢からお尻を持ち上げ、肩から膝まで一直線にキープしたまま、骨盤底筋を意識。

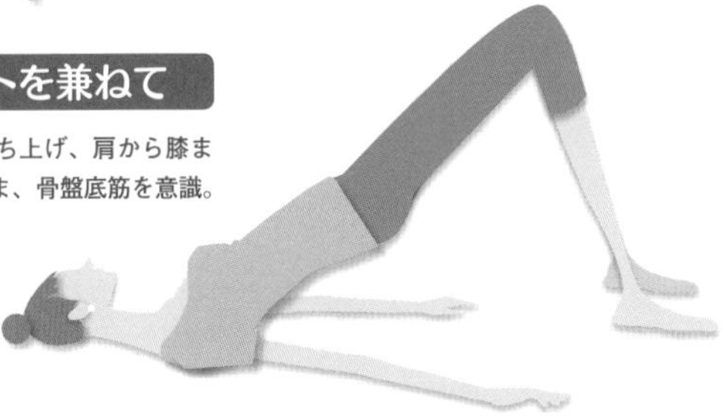

これを身につけたら一生もの！
骨盤底筋を無意識に使える習慣を

引き上げ感覚を養い、いつでも骨盤底筋意識

衰え知らずの骨盤底筋を手に入れるためには、無意識に骨盤底筋を締めたり緩めたりできるようになりたいもの。尿もれや臓器脱などの予防と改善のほか、ぜい肉のないお腹やくびれたウエスト、キュッと上がったヒップのためにも身につけたい習慣です。何より骨盤底筋は体幹を安定させる要《かなめ》なので、若々しい姿勢のためにぜひ。2、3カ月は頑張ってみましょう。

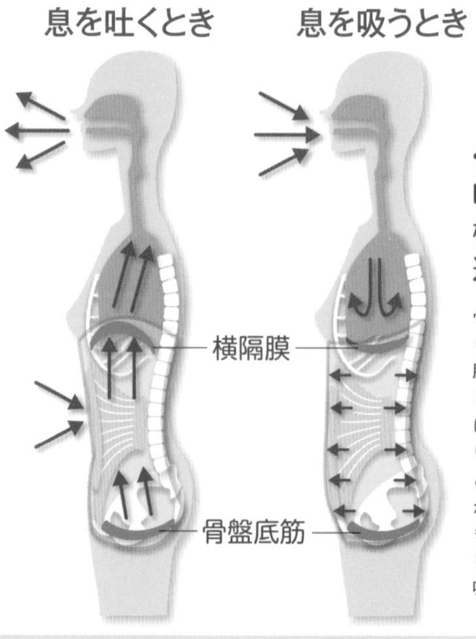

骨盤底筋を意識して呼吸レッスン！横隔膜と骨盤底筋を連動させて

骨盤底筋はインナーマッスル（深層筋）のひとつ。特に横隔膜（肺の下にある筋肉）と連動して動きます。息を吐くときは横隔膜とともに引き上がり、息を吸って腹圧が高まると、横隔膜が下がり骨盤底筋が伸び広がる。これを意識できたら正しく動かせている証しです。何度も繰り返し、呼吸の練習をしてみましょう。

人知れずこっそり！24時間エクササイズ

いつでもどこでも誰にも知られずできる骨盤底筋トレーニング。お尻やお腹の力を借りず、純粋に骨盤底筋だけを動かせるよう、徐々に難易度を上げて行いましょう。

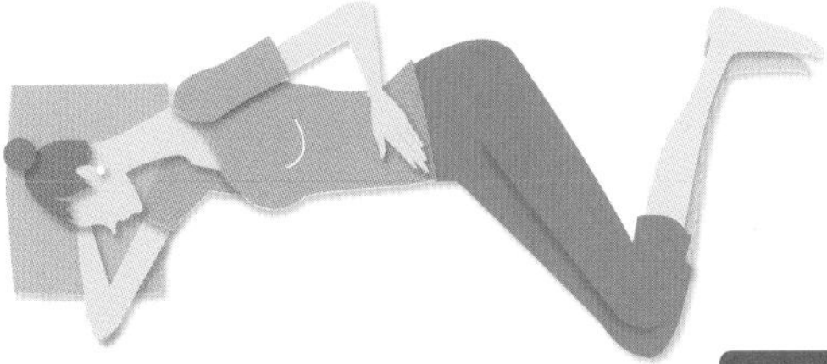

ベッドに寝たまま

お腹に力が入りにくい横向き寝なら、骨盤底筋を使う感覚がわかりやすいはず。下腹部に手をあてて意識しながら。

電車で吊り革につかまって

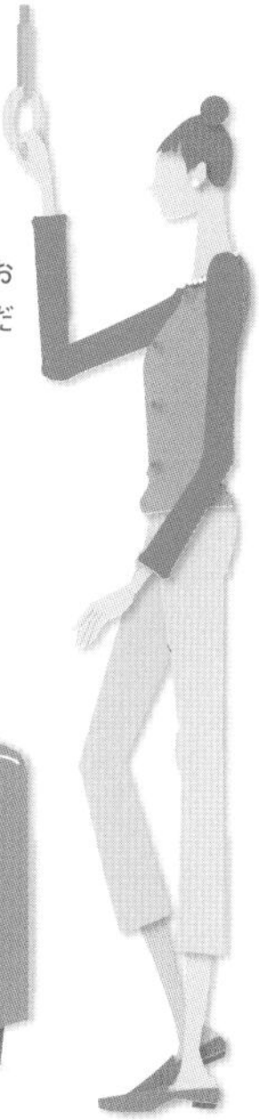

電車に乗ったら、座らずに。吊り革につかまるほうが、お尻に力を入れず、骨盤底筋だけに意識を集中できるはず。

キッチンや机に手をついて

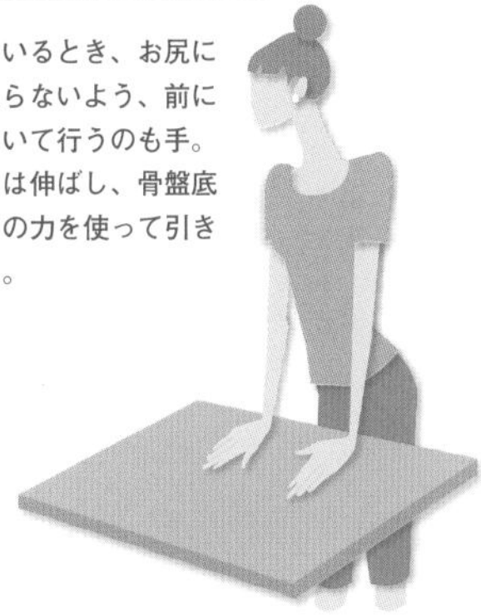

立っているとき、お尻に力が入らないよう、前に手をついて行うのも手。背すじは伸ばし、骨盤底筋だけの力を使って引き上げて。

デスクワークの途中で

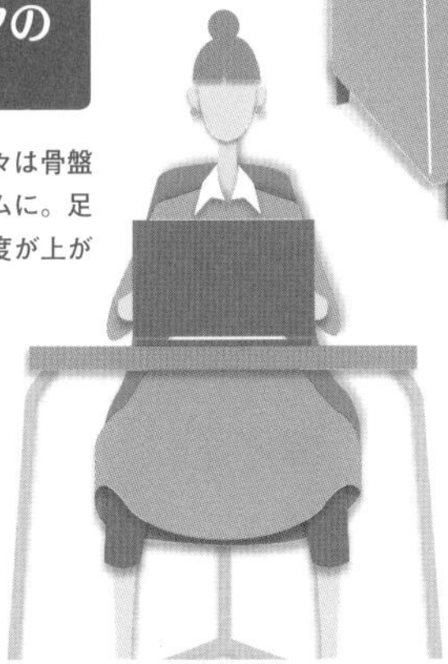

座っているとき、時々は骨盤底筋の引き上げタイムに。足を広げたほうが難易度が上がります。

テレビを見ながら

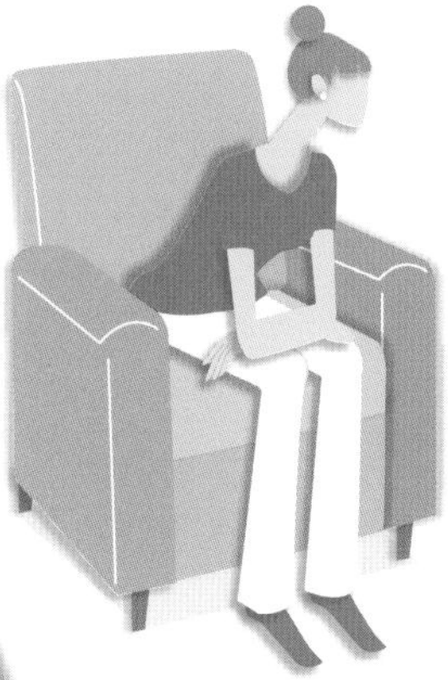

CMになったら骨盤底筋タイム。膝にひじをつき、お尻を突き出すポーズだと、少し難易度アップ。

Chiaki's case

column 02

［尿トラブルとの闘い］

「おばあさんの病気じゃなかった！
更年期と深くかかわっていた
頻尿や尿もれのこと」

私の尿トラブルは有名です。あちこちで話したり書いたりしているし、NHKの**尿もれ特集番組にも出た**ことがあるくらい。私の場合、現在よりも、更年期真っ只中のほうが症状はひどかったのです。最初はただの冷えだと思っていました。冷えてストレスも多くて、それが悪化して頻尿の症状が出ているのだと。

外出先で我慢できないのは大変です。映画を観に行っても、何度もトイレに立つ。申し訳なくて席に戻れないから途中で映画館を出ちゃう。ハリー・ポッター大人気、でも私は観られません（笑）。デパートのトイレにバッと駆け込んで、行列ができていたら、**とりあえずしゃがむ**。しゃがんで足を使ってギュッと物理的に止めるんです。人が見たら、「おばさん、お腹が痛くてしゃがんだのかな」と思うじゃないですか。自分でも、急におばあさんにな

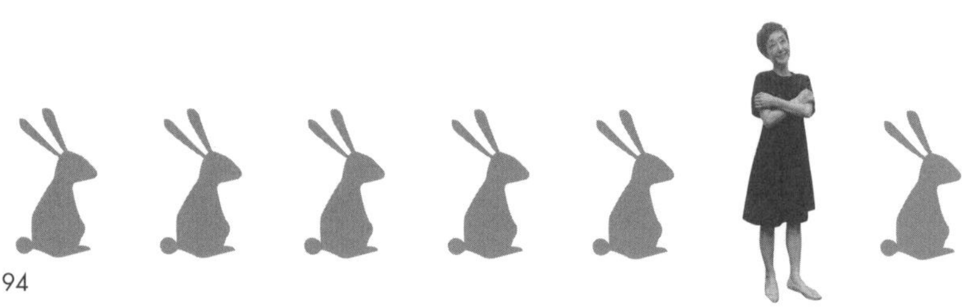

っちゃったな〜と感じていました。ただの老化、おばあさんの病気だと思っていたのです。が、そうじゃなかった。自律神経がかかわっていました。ドクターに診てもらうと、「**過活動膀胱・切迫性尿失禁**」という診断名。膀胱に尿はそれほどたまっていないのに、トイレに行きたくなるタイプの頻尿。我慢できなければ尿もれします。神経伝達と骨盤底筋の弱さがミックスされた状態でした。

あとになって、これもまた女性ホルモンと連動していることを知りました。なにしろ、どんな本を見ても女性ホルモンとの関連性については書いてないのです。ホルモン量が減れば、骨盤底筋にある括約筋が弱くなり、神経が敏感になる。自律神経も影響する――。そんなこと、どこにも書かれていない。

私の場合は、薬を飲み始めてからだいぶラクになりました。最初は「ベシケア（過活動膀胱治療剤）」という薬です。温めることも必要だし、運動もしたほうがいいといわれますが、その効果が出るまでには時間がかかる。それまで我慢して行動範囲を狭めて、**尿もれパッドを満杯**にしているよりは、ちゃんと薬も飲んだほうがいいと思ったのです。そして理解しました。薬を使いつつ、その間に**骨盤底筋体操**をやったり、メンタルもケアしたりしておくことが大切だと。ベシケアは副作用で喉が渇いてしまうので、今は喉が渇かない「ベオーバ」という新しい薬を処方してもらっています。

私たちの中には、薬を飲むとどこか悪くなるんじゃないか、薬はなるべく飲まないほうがいい…という誤解があります。でも更年期の症状を改善するのは、たいていは一時的な薬です。頻尿や尿もれの薬もまずは飲んでみて、症状が治まったらやめてみる。暖かい季節には薬なしでも調子がいいこともあるのだし。更年期は、体の機能が落ちて自分の弱点が表に出てくる時期です。体からのメッセージと捉えて、弱い部分にはまず薬を使う。人生の質を落としたりしないように、**薬が使える女**になっておきましょう。

そして薬に頼っている間も、着々と骨盤底筋を鍛え続けること。体質的に骨盤底筋が弱い人、また冷えが続いたりストレスがたまったり、疲れたりしたときは症状が出やすくなるので、そのときうまく対処できるよう、骨盤底筋体操を習慣づけておきましょう。

私は過活動膀胱ですが、**くしゃみと同時にもれる**ほうは「腹圧性尿失禁」。こちらも尿道口の周りの筋肉が緩んでいるので、骨盤底筋体操が大事。骨盤底筋のトレーニングは、尿もれに悩んでいなくても絶対に今からやったほうがいい。筋肉が衰えていない自信がある人も、いずれ必ず衰えてしまいますから。

骨盤底筋はとても鍛えにくい筋肉です。私は電車に乗っているときもお茶を飲んでいる間も、気がついたらやるようにしています。外からはわからない**小さな世界の運動**ですが、将来必ず自分の支えになるはず。時間はかかるけど鍛える価値があります。

うれしいことに骨盤底筋ケアや尿もれ関連用品は今、たくさん出てきています。デリケートゾーンを温めるのもいい。必要な日はパッドを使いましょう。尿もれのせいで自信をなくして外出を控えたり仕事を辞めたり、なんて悲しい。みんな同じです。どんどん外に出ながら、ひそかに骨盤底筋を鍛えておきましょう。

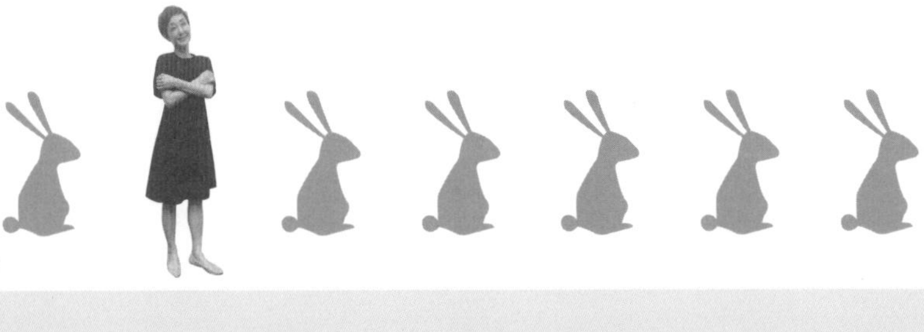

第5章

悩んでいるのは あなただけじゃない! 閉経前後の 心の不調

なんだかだるくて体調も悪いし、気分も落ち込む。
急にイライラしたり眠れない日々が続いたり。
何もかもうまくいかない、とキリキリすればするほど
不安や焦燥感に襲われてしまう…。その心の不調、
何もかもホルモンの低下が脳に悪さをしているせいです。
ウキウキワクワクした心は、いずれ戻ってきます。
今はしっかり食べて眠ることだけ考えてみませんか?

うつや不眠をはじめとする情動トラブル

なぜ心に不調が起きるの？

情動トラブル
TOP
10

イライラ・怒りっぽい

意欲の低下・やる気のなさ

情緒不安定

涙もろい・
神経過敏

もの忘れ・
記憶力低下

不安感・焦燥感

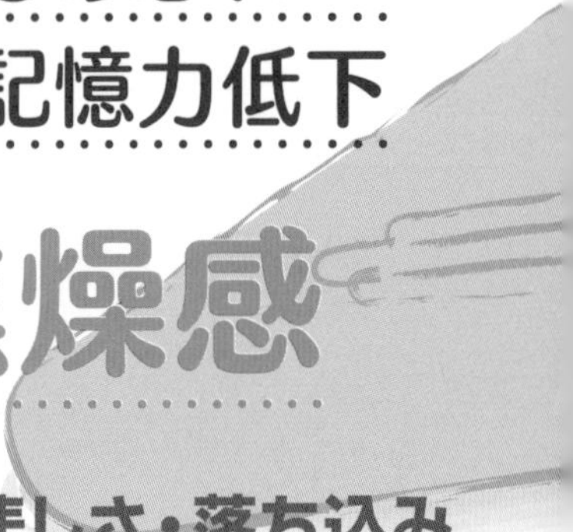

うつ気分・理由のない悲しさ・落ち込み

ホルモンに揺さぶられる時期ならではの変化。一時的な〝感情の動き〟と心得て

もの忘れがひどい…もしかして認知症になったのかも？　眠れないしイライラしてばかりだし、なんだか嫌な女になったみたい。——そんなふうに思う必要はありません。更年期の入り口は、女性ホルモンの急な減少に脳が驚いて追いついていないだけ。今できることから少しずつ試して。

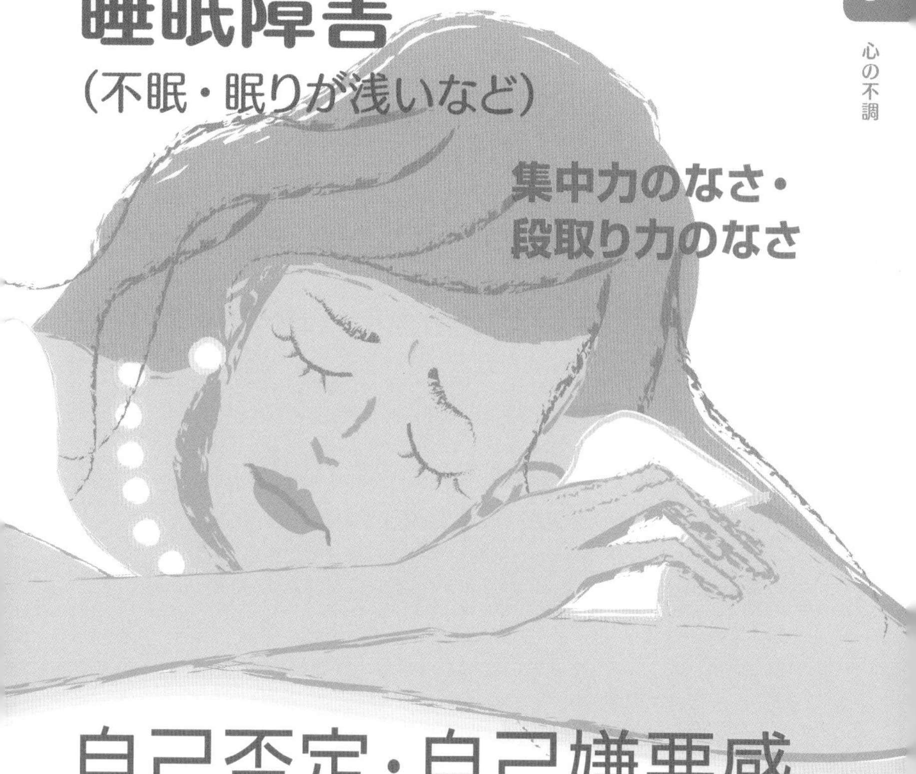

自己否定・自己嫌悪感

私に起こった、こんなことあんなこと
情動トラブル・ケーススタディ

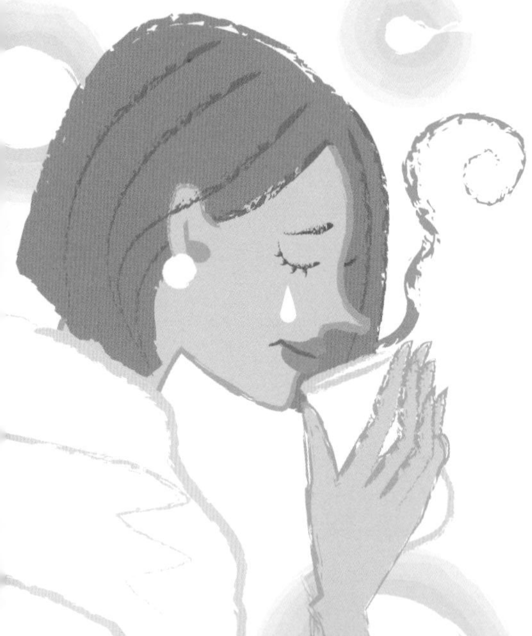

起きられない、寝ていたい、夕食つくりたくない。**家族に「怠け病」と**言われて…

（M・Mさん）

家事を手抜きしたことなどなかった私が、起きるのがつらくて体が重い。すぐにソファに横になりたくなる。自分でも更年期だと気がつかず、家族からは怠け病と言われて本当につらかった。

30年近くこなしてきた仕事。信頼されて部長にまでなったのに突然まったく集中できなくなった

（T・Wさん）

部下の些細な行動にイライラするようになったかと思えば、集中力がなくなり、仕事がまるで進まない。家に持ち帰って頑張るものの、つねに寝不足で体調がすぐれない日々でした。

それまでは居心地がよく、平和だったわが家が突然イヤになったり、決まった家事や仕事がまったくできなくなるなど、急に起こる自分の変化。そんなゆらぎ期を過ぎた先輩たちの実体験を聞いてみました。

陳腐なテレビドラマを見ただけで**涙が止まらなくなる**おかしな私…　（Y・Sさん）

本来は涙もろくないのに、偶然見た韓国ドラマで号泣したり、友人の話にもらい泣きしたり、どこか情緒不安定…。

スーパーに買い物に行ったのに**何を買っていいかわからない！**

（A・Mさん）

もの忘れが多くなったなと思っていたある日、いつもと同じように行ったスーパーで「あれ？　何を買えばいいの？」とオロオロ。買いたいもの、買うべきものがわからないのです。買い物メモを持っていくタイプではなかったのですが、それ以来、必ずメモして行くようになりました。

人の名前が思い出せない、もの忘れがひどい。**もう認知症になったのか**と思い、さらにうつ状態に

（Z・Kさん）

50代後半になり、人の名前や物の名前が出てこないことにびっくり。人と話すことが好きなはずが、だんだん人と会うのがおっくうになり、徐々に落ち込みが激しくなっていきました。

支度ができない、約束に遅れる、そしてドタキャンの連続! **友達をなくすかと思った**

（N・Oさん）

早めに支度を始めたのにテキパキ動けない。着ていく服が決められない。ぐずぐずしていて約束に遅れてしまう。ついには、よく直前にキャンセルするように…。

急に性格が変わったみたい。他人も自分も **信用できなくなって…** 自分がすごく嫌な女に思えた

（T・Hさん）

疑り深くなって素直じゃなくなった。更年期は性格が変わってしまうんだ、と思いました。

電車やバスに乗ると、決まっていいようのない**不安に襲われる**

（M・Dさん）

乗り物の移動がとにかく苦手に。自分の運転ならいいけれど、人の運転だと車もダメ。数年間は人と旅行に行くこともできずにいました。更年期だったんだと気がついたのは、通りすぎてからです。

ゴミ箱に足があたっただけ でゴミ箱を蹴飛ばし、こねていたハンバーグを投げつけた

（T・Mさん）

イライラしどおし。物にまであたり、ハンバーグなど食べ物を投げたこともあります。

ベタベタ仲良くしていた娘。ある日突然、魔法がとけたように**「育てるのはムリ!」と思った**

（F・Iさん）

高校生の娘とはよく一緒に出かけ、なんでも話せるいちばんの親友のようでした。それがだんだん疎ましくなり、なぜ思いどおりにならないのかと、娘のやることにいちいちイラつくように。ついには「もう育てられない！」と夫に言ったほど。あとから考えれば、変わったのは娘ではなく、私が更年期で不安定だっただけでした。

夫の行動にイライラ。つむじを見るだけで腹が立つように…

（S・Hさん）

わけもなくムカついたり落ち込んだり、情緒不安定だった時期。ふたり暮らしなので、感情が動く原因は夫。つむじを見ただけで怒りがこみ上げてきたものです。

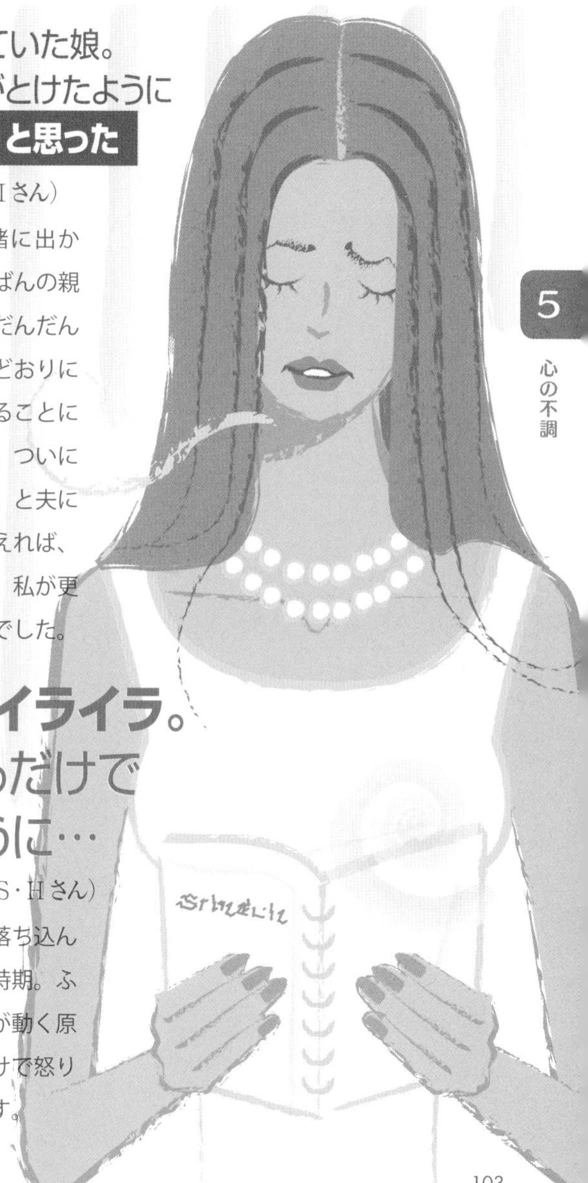

心の問題を大きくしないためにできること、考えるべきこと

～対馬先生＆千明さんからのアドバイス

本当のうつではない。“情動”の問題です

心の不調は、女性ホルモンによって揺さぶられる、更年期の一時的な感情の動き。メンタルよりも下にある“情動”の問題です。つまりエモーション。更年期の“うつ”は、本当のうつではないんです。なぜって、脳の機能が低下してセロトニンが少なくなり、ウキウキできないだけだから。決してあなたが悪いわけではありません。

（対馬先生）

一時的に薬に頼るのは悪いことじゃない！

私も不眠に悩みました。睡眠薬が飲めるようになったのは最近です。以前は抵抗感があって使えなかったけれど、飲んでみたらよく効いて調子がいい。もっと早くに飲んでいたらもっと早く治っていたのに、と悔やまれます。まずは眠れるようになることが大事。一生続くわけじゃない、いま状態がよくなるなら薬も利用したい、と思えるようになりました。

（千明さん）

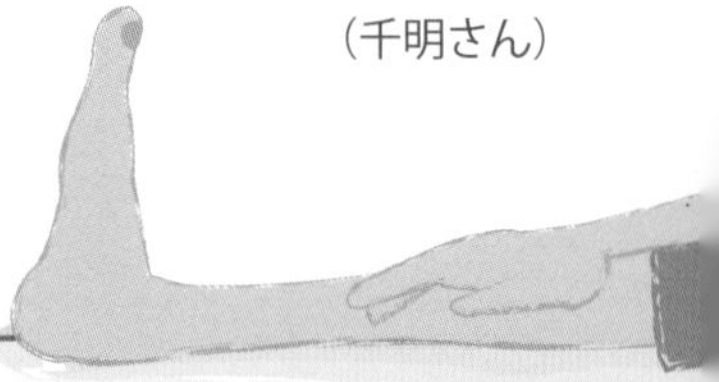

少し運動してみる。心の問題は体で解決！

この時期は、ストレスに対してすごく敏感になることがあります。よくある夫婦ゲンカなのに、「ひどい！　もう離婚したい！」と感情がこみ上げてくる。そんなふうにストレス満載のときは、体を動かしてみること。精神の不安定さ、心の問題を体で解決するのはいい方法だと思います。心がついてくるのは遅いですが、体は反応が早い。体は嘘をつかないんです。

（千明さん）

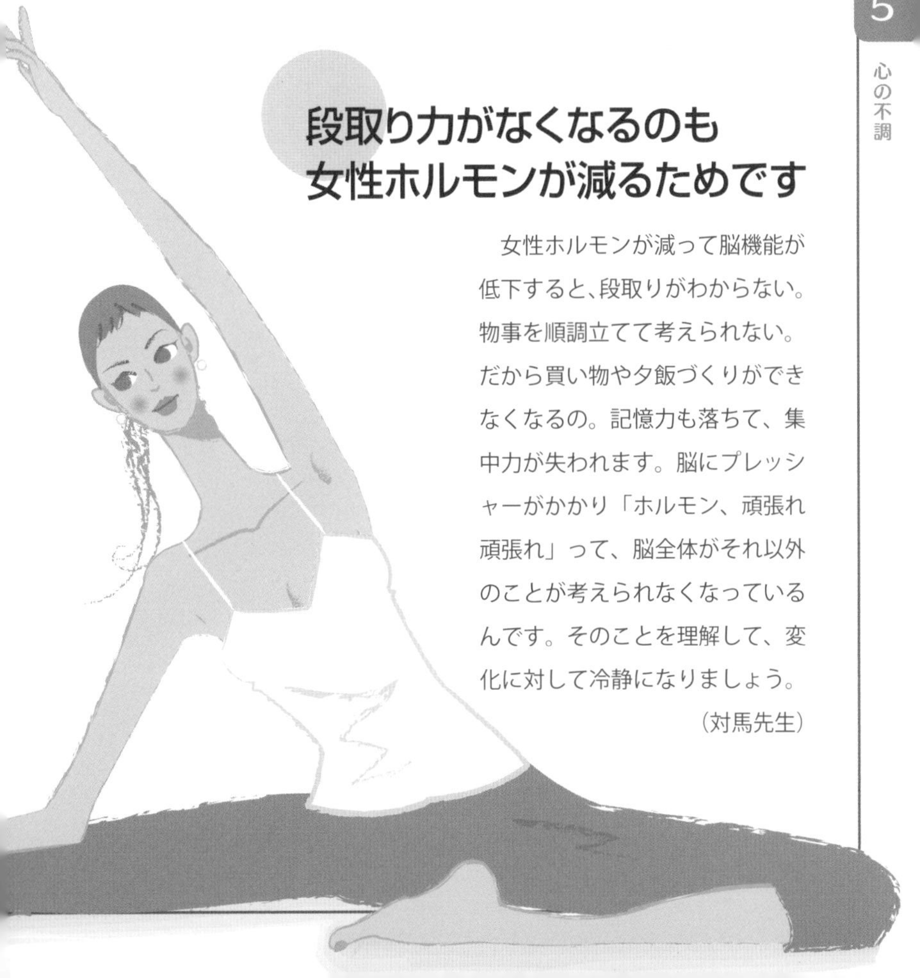

段取り力がなくなるのも女性ホルモンが減るためです

女性ホルモンが減って脳機能が低下すると、段取りがわからない。物事を順調立てて考えられない。だから買い物や夕飯づくりができなくなるの。記憶力も落ちて、集中力が失われます。脳にプレッシャーがかかり「ホルモン、頑張れ頑張れ」って、脳全体がそれ以外のことが考えられなくなっているんです。そのことを理解して、変化に対して冷静になりましょう。

（対馬先生）

多くの人が悩んでいる「眠り」を考える

あなたの「不眠度」レベルは?

更年期女性の半数がなるといわれる不眠。あなたの眠りは正常ですか?

もともと加齢によって睡眠は浅く短くなるものですが、閉経前後はのぼせや発汗などがきっかけで、熟睡感が得られない人が多いようです。睡眠不足は何より免疫を落としてしまいます。眠れないと、いろいろな疲労もストレスも回復できなくなるので、何より優先して改善したいもの。不眠自体が悩みになると、慢性化してしまうこともあるので気をつけて。

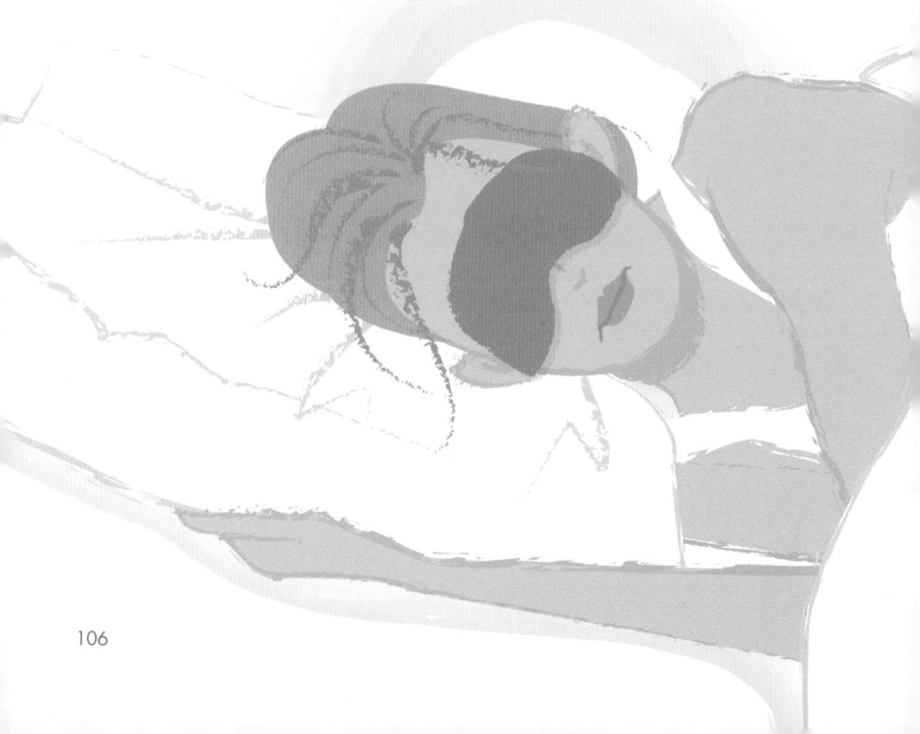

Self Check!

不眠度セルフチェック

- ベッドに入って30分以上寝つけないことがよくある
- 夜中に何度も目が覚め、再び眠るまでに時間がかかる
- 予定の起床時間より2時間以上早く目が覚めてしまう
- 睡眠時間にかかわらず、ぐっすり眠った気がしない
- 朝、すっきり起きられず、体が重だるい
- 日中に眠気におそわれ、ついボーッとしてしまう
- 睡眠不足で気分が滅入りがち、またはイライラする
- どうも疲れやすく、あまりやる気が出ない
- 平均睡眠時間が6時間以下である
- 休日は平日よりも2時間以上睡眠時間が長くなる

あなたはいくつ当てはまる?

過去1カ月で何度か経験した項目が3個以上ある人は、ほぼ不眠状態に陥っていると考えて。当てはまる項目が多いほど、不眠レベルが高いと自覚しましょう。

MEMO

更年期にはいびきが増える!「睡眠時無呼吸症候群」に注意

大きないびきを特徴とし、睡眠中に呼吸が何度も止まるのが睡眠時無呼吸症候群(SAS)。女性はいびきをかきにくいのですが、女性ホルモン(黄体ホルモン)に呼吸中枢を刺激する作用があり、これが一気に減る更年期にいびきが増えます。重症化する前に医療機関に相談を。

自分のタイプを知って具体的な対策を！

不眠の症状いろいろ

入眠障害

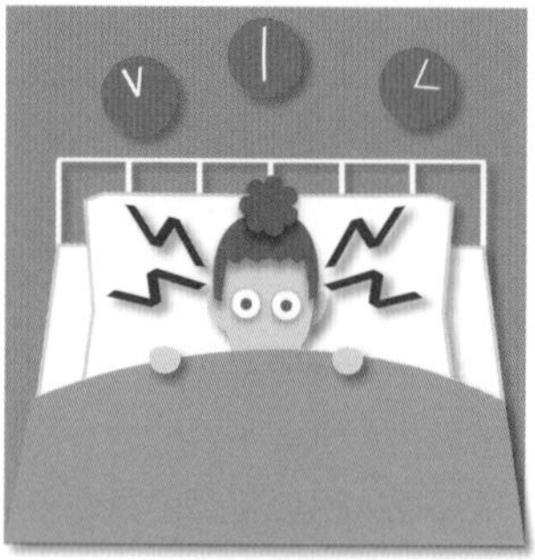

特徴

布団に入ってもなかなか寝つけない、眠るまでに30分～1時間以上かかり、それを苦痛と感じる状態。不眠症の訴えで最も多いタイプ。

対策

不安やプレッシャーを抱え込みやすい傾向にありませんか？「眠れなかったらどうしよう？」などと考えすぎると、心身が緊張して、余計に寝つけなくなることに。ゆっくりとお湯につかったり、寝る前に軽くストレッチしたり、緊張をほぐすことを心がけて。布団に入ったら考えごとをせず、できるだけ心身をリラックスさせましょう。

中途覚醒

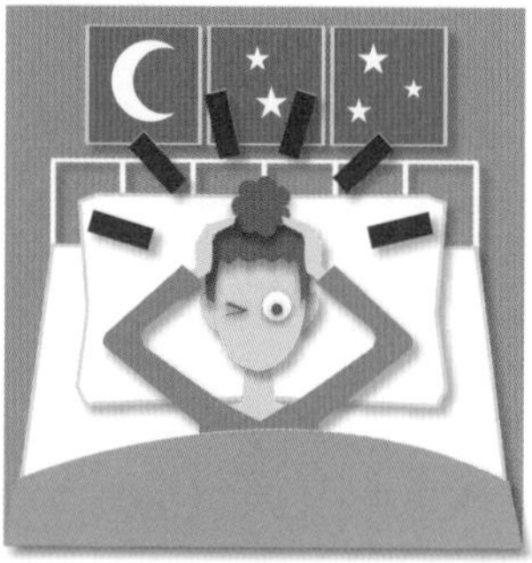

特徴

夜間何度も目が覚め、いったん目が覚めるとその後、なかなか寝つけない状態。眠りが浅いと目覚めやすく、高齢になるほど多い悩みとも。

対策

夜中に目が覚めるたびに、つい時間をチェックしたりしがち。目が覚めたことを意識しすぎると、さらに中途覚醒を悪化させてしまいます。時間を意識しなくてもよいように、睡眠時は近くに時計を置かず、目が覚めてしまったらホットミルクを飲んだり、音楽を聴いてもいいのです。「更年期だから仕方がない」と受け入れることも大切です。

不眠のタイプ、症状はいくつかに分けられるため、どれに当てはまるのかを知ることで、解決法が見いだしやすくなります。2つ以上重複している場合も多いので、広い視野で見ることも大事です。

熟睡障害

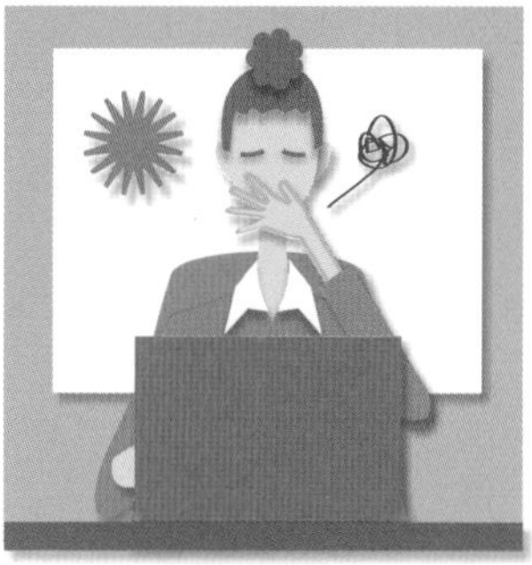

特徴

睡眠時間は十分なのに、ぐっすり眠った感じが得られないタイプ。目覚めが悪く、昼間も眠くなる症状。睡眠時無呼吸症候群の心配も…。

対策

人がよく眠れるのは、「疲れたから眠くなる」「夜になると眠くなる」から。疲れを感じないために眠れないのなら、睡眠の数時間前に1時間程度の軽い運動を。夜になったことを体に知らせるためには、午前中に日光をしっかりと浴びること。眠る数時間前にはパソコンやスマホに触れるのを控え、照明を暗くしておきましょう。

早朝覚醒

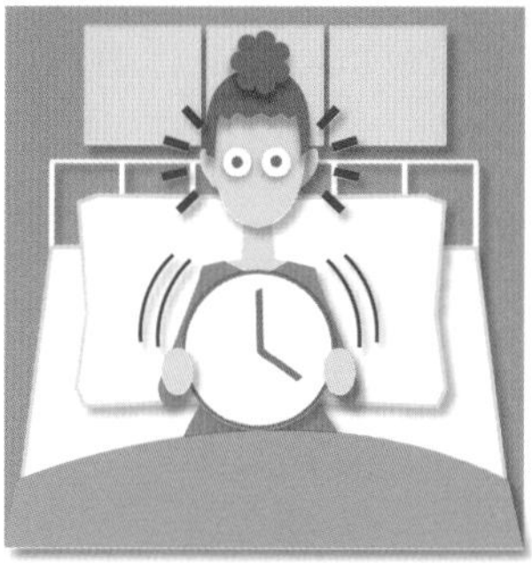

特徴

自分の目覚めたい時刻より2時間以上早く目覚めてしまう状態。二度寝したくても眠れないのが特徴で、年をとるほど増える症状。

対策

不規則な生活が原因かも。しっかり栄養を摂り、適度に運動をすることで睡眠の質が高まる可能性があります。また、早朝に日光を浴びると体内時計が早まることがあるので、あえて午前中の早い時間帯は日光を避けて。そのぶん、日中にしっかりと日光を浴びると、体内時計がうまくリセットされる可能性が高くなります。

副交感神経を高めることが何より大切！

「寝つきの悪さ」解消ポイント

自律神経の切り替えをスムーズに

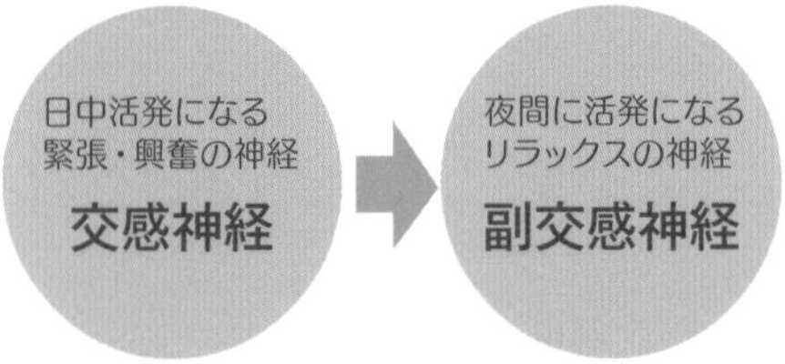

不眠には、女性ホルモンの減少によって誤作動を起こす自律神経が大きくかかわっています。副交感神経を優位にすると自然に眠気が訪れるので、交感神経からの切り替えがとても大事です。

副交感神経を優位にするコツ

- 寝る1～2時間前までにぬるめのお風呂に入る
- 気持ちいいと感じる程度の軽いストレッチ
- 寝酒は避け、ぬるめの温かい飲み物を飲む
- 寝る前にスマホなどの強い光を浴びない
- 腹巻きやレッグウォーマーで体を温める
- リラックスできる光・音・温度&湿度に調整する
- いちばんリラックスできる風景を思い描く

「睡眠日記」で快眠力アップ！

医療機関でも使われる「睡眠日記」は、布団に入った時刻、眠りについた時刻、目を覚ました時刻、ベッドから出た時刻、昼寝や居眠り、日中の眠気などを記録。睡眠日記のアプリも人気が高く、印刷して使える用紙がダウンロードできるサイトもあります。

MEMO

心身をリラックスさせ、眠りを誘うアロマを活用！

香りの力で脳や体をリラックスさせ、副交感神経を優位にして眠りに入りやすい状態にしてくれるアロマテラピー。カモミール、ラベンダー、ジャスミン、イランイラン、ベルガモット、ゼラニウムなどから自分がリラックスできる香りを探してみて。

「眠れる寝室」基本のポイント

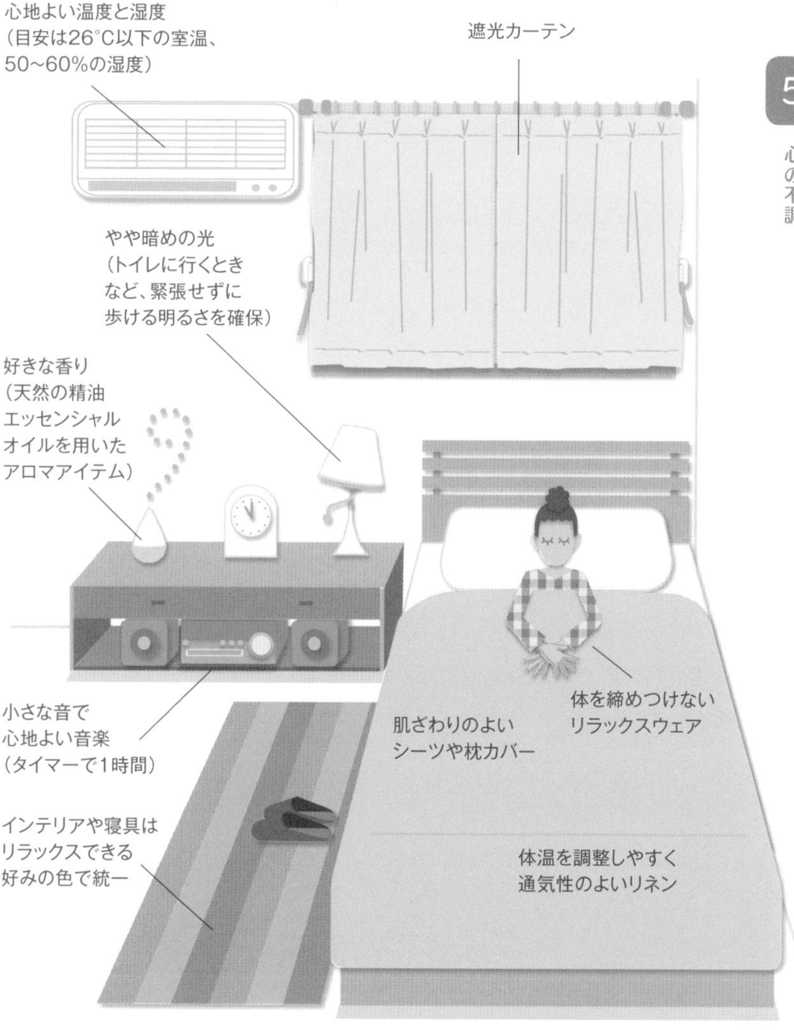

眠れなくてモヤモヤしている夜に…

手軽に試せる快眠のツボ

私たちの体にあるツボの数は600カ所以上。快眠効果があるとされるツボもいくつかあります。うまく押すことができれば、就寝前のストレッチと同じくらいリラックス効果を感じられるので、ぜひ試してみて。

快眠に効くといわれるツボ・ベスト3

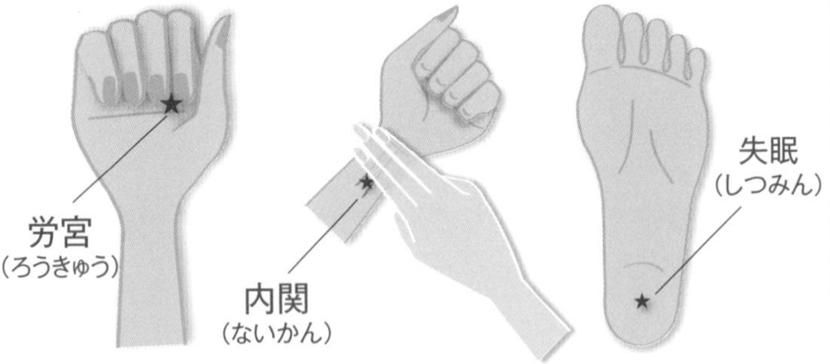

精神に働きかけて眠りを誘うツボ

手を軽く握ったときに人さし指と中指の先端の中間にある手のひらのツボ。親指で、ツボを5秒ほど押してパッと離す、を繰り返します。

穏やかな気分になる押しやすいツボ

手首のシワから指3本分下にある、自律神経のバランスを整えるツボ。押すとピリピリした刺激を感じるので、やさしく垂直に押して。

強く押してもよいのでマッサージ気分で

名前どおり、眠りを失ったときのためのツボ。かかとの中央に位置し、強く押してもいいので、ワインのコルクなどを踏む刺激もOK。

MEMO

不眠に対する婦人科の対応は？

婦人科を受診すると、睡眠導入剤、漢方薬では抑肝散加芍薬黄連（よくかんさんかしゃくやくおうれん）、ロゼレム（メラトニン受容体作動薬に分類される睡眠薬）、アミノ酸系の睡眠サプリメントなど、状態に応じて処方されます。

第6章

婦人科と賢くつきあう患者力を育てよう！

女性ホルモンのゆらぎに戸惑ったとき
頼りになるのは対馬先生のような婦人科のドクター。
よい先生に出会い、味方になってもらうには
「患者力」を身につけることも大切です。
私たちはどんなことに気をつけて
受診や検診に臨んだらいいの？
実は主治医と患者でもある対馬先生と千明さんに
患者力アップの秘訣を聞きました。

対馬

「体調が悪いと、話すのも大変ですよね」

千明　2020年から私、対馬先生のクリニックで「更年期カウンセリング外来」(更年期の悩みをもつ女性を美容専門家、当時者視点でサポート)を担当させてもらっているんですけど、パッと見だけでつらそうな方、けっこういらっしゃいますね。この方、体調が悪くてメイクも全然できなかったんだろうな、とか。

対馬　見た目も含めての「診察」だものね。朝から真っ赤な口紅をつけているなど、ちょっと危うい人も中にはいますよ。あとは、イライラして、窓口で爆発する方はよくいらっしゃる。「私はこんなところで待ってられないのよ！」「もういい加減にしてちょうだい！　私を馬鹿にしてるの？」みたいに怒り出す方。でもね、それはよほど具合が悪いからなの。お待たせするこちらも悪いので、スタッフには「ああいうふうに怒鳴られたら、よっぽどお加減が悪いんだな、と思いなさい」と言っています。

千明　更年期にいろんな不調が起きている場合、まずそのお話を聞くだけで大変だったりしますよね。言いたいことがまとまっていなかったりして。

対馬　そうそう。初診で「今日はどうされましたか？」って聞くと「ええと、うちの猫が…」って、ロングストーリーが始まる(笑)。その方の中ではストーリーがちゃんとできあがってるんだけど、「昔こういうことがあって、そのときはどうでこうで…その後に猫が死んじゃって、こうなってああなって…」と、なかなか終わらない(笑)。

千明　それは、猫が死んじゃったことがきっかけで不調が

千明「何にいちばん困っているのか、何を解決したいのかを先に聞きたいですね」

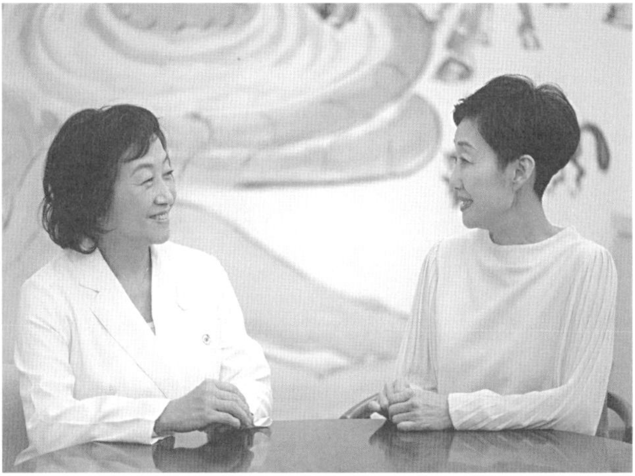

出始めた気がする、という物語かしら？

対馬　そうなの。最初に問診票を書いていただくので、それを見て「更年期でつらいのね」と思いながらお話は聞いてるんだけれど。思考の整理がなかなかつかなくて、話が長い人はけっこう多いです。

千明　今、何にいちばん困っているのか、何を最初に解決したいのかを先に教えてもらえるといいですよね。

対馬　これといった特定の症状でなく、全体的に体調が悪くて健康相談みたいな感じで来院してもいいんです。その場合は、「最近体調が悪いので、全般について相談したい」と言えばいいの。ただ、基本的に保険診療のクリニックなので、ひとりに割ける時間は限られてる。あまりにも話の長い人が多いから、今は受付で「お話の長い方は別途料金をいただきます」と言ってもらうようにしています。1時間にだいたい10人診るのが普通の保険診療なんだけれど、

千明

「みんな知識がなさすぎますね」

すごく混んでる病院の婦人科ドクターだと半日で100人とか、一日で150人診ている人もいます。一般の診療ならひとり3分ですね。うちはひとり10分くらいとるから、もう少しお話できるんですけど。

千明　更年期医療で自由診療のクリニックが増えるのも当然ですね。ひとりにかける時間が長くなるから。

対馬　患者さん側も「この30分に5、6人は待ってるはずだ」と想像して、自分の順番が来たらさっと入ってさっと話してほしい。「こんなことが気になってます」「いつからです」「どの程度ひどい症状です」みたいに言っていただく。それについて詳しく聞いて「じゃあ検査しましょう」とか「じゃあ採血ですね」とか、そうやってスムーズに進めば順当です。

千明　でも、なかなかサクッとは進まないですよね？　こちらの質問になかなか答えられなかったり。

対馬　そうね、「基礎体温つけてますか？」「直近の生理はいつ？」「周期はどんな感じ？」とか、簡単な質問なのに、答えに詰まる人も多いかな。わりとよくあるのが「ちょっと待ってください」と、スマホに入ってる月経の記録を探し始める人。

千明　すぐ出てこない人がいるんでしょう？

対馬　そう。ずっと待ってるんだけど、出てくるまでにものすごく時間がかかる。やっと出てきたかと思うと、見にくいの。1カ月分のデータがすごく縮小されてるから、画面では全然見えなかったり（笑）。

千明　自分の話に時間がかかるだけでなく、体調が悪いとこちらの話をなかなか理解できない方もいますね。

対馬
「女性ホルモン塾®という講座を始めたのは正しい知識を身につけてもらいたいから！」

対馬　医師は説明下手な人が多いので、なおさらかもしれません（笑）。あと、初めて聞く単語が全然頭に入ってこないってこともあるでしょう。それは学校の授業と一緒。「診察室で聞いたときはわかった気がしたんだけど、家に帰ったら全然思い出せなくて、何だっけ～？」っていう人が多い。

千明　ちゃんとメモをとったほうがいいですよね。で、お家に帰ってもう一回見直して復習。だけど、体調がつらくて頭が回らない、メモができない人なんかも多いので、「録音してもいいですか」と医師に断って、診察を録音させてもらうのもいいと思います。

対馬　そうね。でもね、ぼーっとして意識がどこかに飛んでしまってる人もいます。それはそれで、その方がだいぶ調子が悪いとわかるので、結果を一緒に丁寧に見て、子どもに対するのと同じ感じで手取り足取り。〝更年期幼稚園生〟って感じね。普段の診察でも、なるべくわかりやすく、イラストや図を使ったりして一生懸命説明するんだけれど、そもそも女性ホルモンのしくみについて何も知らない人は本当に大変。まず、そこからだもの。「女性ホルモンとは」「卵巣とは」「子宮とは」、それから「脳のしくみというのは」…って、最初から全部説明しないといけない。だから私たち「女性ホルモン塾®」っていう講座を始めたのよね。更年期の不調に悩む女性たちに、正しい知識をもってもらいたくて。

千明　2002年からだから、もうけっこうたちますね。先生は、いつも患者さんに「まず1回、ホルモン塾の講座に出てほしい」って言ってきましたよね。

対馬　そうなんです。理解できないという人には、ぜひ一回講座を受けていただきたい。診察でけっこう時間をかけて説明したあとに「今日は検査もしましたから、次回、結果を見ながらお話ししましょう。とりあえず、今日は漢方を出しておきましょうか？」と提案しても、「ちょっと待ってください。それ、何の漢方ですか」って。「桂枝茯苓丸《けいしぶくりょうがん》とか加味逍遙散《かみしょうようさん》とかいいと思うんですけど、いかがですか」と言うと、「それは何なんですか。説明お願いします」。それをまた全部説明させたうえで「うーん…」って考えてる。私はもうだいぶ前から（あなたが決めるのを）お待ちしてるのよ～ってなります（笑）。それでいろんな資料を渡して「では、こういうものも見ていただいて、よろしければ女性ホルモン塾®にも来ていただいたらどうでしょうか」と。

千明　先生、丁寧すぎます！（笑）　患者さんは病気の専門知識がなくても仕方がないけれど、自分の体のこと、女性ホルモンのことはもっと知っておくべきですよね。だって損でしょ、自分自身にとっても。受診というのは医師とのセッションじゃないですか。一方的に教えて！ではなくて、協力態勢が大事ですよね。そもそも私たちの世代は、社会に出て3年くらいお勤めしたら寿退社が幸せ、みたいな風潮があったから、正直、社会性がない女性がいるのもわかります。ずっと主婦をしてきて、女性ホルモンのことなんか何も知らずに更年期を迎えた、という人は少なくない。40歳で、一度も婦人科に行ったことがない人だってたまにいます。

対馬　いや、50歳で婦人科が初めてっていう人はキャリアウーマンでもいますよ。「私、ずっとキャリアを伸ばして頑張ってきたのよ」という方でも、健康や女性ホルモンに関する知識はまったくなさすぎる。日本は50代60代、同じように知識がない人が多いの。

千明　婦人科検診を受けてるといっても、子宮頸がんの検診しか受けていなかったりね。

対馬　「乳がんの検診は？」「今まで一回も受けてません」って、いまだにあるあるパターン。検診を受けていない、ピルとかホルモン剤も使ったことがない、もあるあるです。

千明　そのわりに皆さん、ネットですごく調べて、情報はいろいろ持っている。

対馬　それこそが逆に不安材料になったりね。例えば手指のこわばりが出ているとして、「ああ、それはリウマチとか難病奇病じゃなく、更年期によくある症状

千明

「検診を受けていないどころか、婦人科に行ったことがない人もいます」

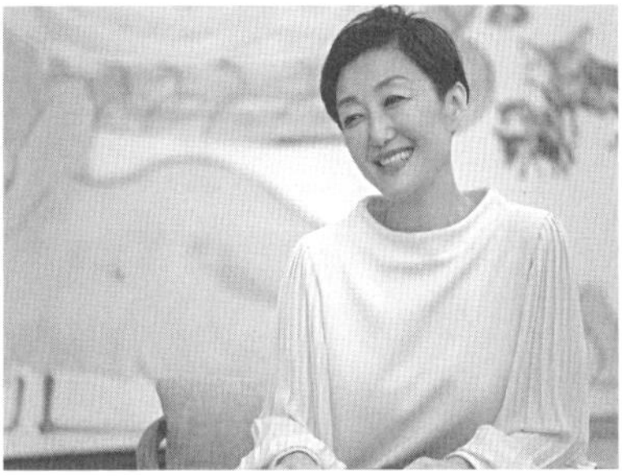

千明

「婦人科のかかりつけ医が理想！」

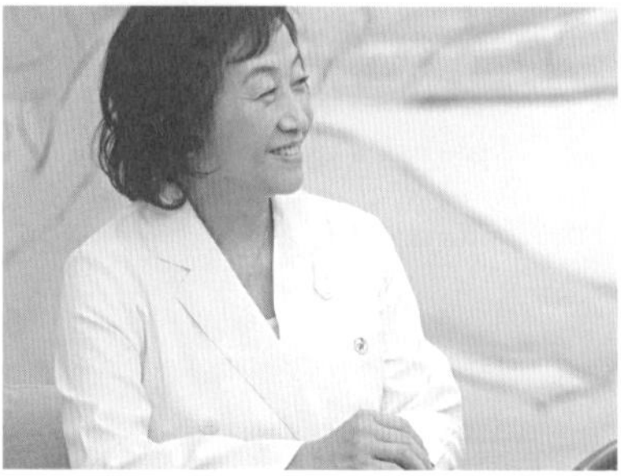

なんですよ」って言うと「ええっ、そうなんですか!? でも私、整形外科は検索して調べて何カ所も行ったんです。そこで検査して、それでもわからないって言われたんですよ～」と。「でもね、女性医療の立場からすると、それは更年期によくある症状なんです。更年期の治療を考えましょうか」みたいな感じになる。これはホント、普通にある話です。そもそも検索する観点が違っている。

千明　本当は、婦人科のかかりつけ医がほしいわけですよね。でも、対馬先生のような〝女性医療〟のドクターって、大きな病院にはいらっしゃらない。

対馬　大学病院とか地域の大病院は手術をしたり出産をしたりする場所なので、それ以外の医療をやっている人がほとんどいないんです。ウィメンズヘルスっていうのは新しい分野で、この10年くらいでようやく専門の医師が増えてきたの。更年期の相談なら、私のような開業医、女性クリニックでこういう健康相談的な分野を一生懸命、力を入れてやっている医師を探すのがいちばん早いかな。「女性医療ネットワ

対馬「でも、私のように女性医療をやってる医者は大きな病院には全然いないのよ」

ーク」とか「メノポーズ協会」のサイト（P.252参照）で、更年期の相談に乗ってくれる医師を紹介されていますよね。その中で、近くで行けそうなところに行ってみるのがいいと思う。あとは口コミもいいですね。ネットの口コミではなくて、身近な人が「ここ行ってみたら、よかったよ」っていうところ。

千明　今、大きい病院には「女性外来」というのがほとんどないと思います。更年期医療ではそもそもまったくやっていけない。全然ビジネスにならないから。はっきり言って、話を聞いてもアドバイスしても診療報酬の点数にはならない。世の中、経済で動いてるから、少し前にはあった「更年期外来」を掲げている病院なんて、本当になくなっちゃいました。

対馬　いろいろな不調がある人が長々と話すのに対応できる医者もいないですね。トレーニングを受けていないから医師たちに力がない。病院の収益にもならない。正直、それが現実です。大きい病院の婦人科の医師は、24時間お産をやり、救急をやり、手術をやっているから、救急じゃない患者さんの体調の話を聞く余裕なんて、まったくないんですよね。

千明　皆さん、ちょっとした病気でも名医とか調べたりして、大病院に行きたがりますよね。大きい病院へ行けばいいと思ってる。

対馬　でも、それは手術の名医。手術をやらせればうまいんだけど、更年期で不調があると言っても、それにつき合ってはくれないのよ。私の更年期の患者さんで、乾燥で肌荒れして大学病院の皮膚科に行ったんだけど「全然治らない」。訴えても相手にされなかったというんだけど、それは行く場所が違う（笑）。

千明　大きい病院だと、紹介状と一緒に画像を持っていっても、それを見もしないでまた検査のやり直しをされたりするのも、もったいないですよね。検査しないと病院の収入にならないから、医師たちも病院側から「画像がOKでも、もう一度うちで検査をやってください」って指導されてるっていう話もあったりして。その点、対馬先生は私が大学病院で検査したと言ったら、「検査結果を持ってきてください」とおっしゃる。

対馬　まあ、うちの収益にはなりませんけど、いいの。うちのクリニックでは、皆さん全部持ってくるわよ。だって「大学病院の検査どうだった？」と聞いても「どうだったかな、説明がよくわからなかった」って言われれば、「私が説明してあげるから持ってらっしゃい」となるでしょ。

千明　対馬先生のような医師は少ないとしても、本当に話を聞いてくれる自分のかかりつけの医師を見つけて、普段からつき合っておくのが大事ですね。かかりつけ医は何科の先生でもいいんですか？

対馬　それはやっぱり婦人科じゃない？　女性は婦人科のかかりつけ医を最初のゲートにしたほうがいいと思う。例えばフランスだと、15歳から婦人科がかかりつけ医になっています。産みやすい、働きやすいっていう環境づくりに成功して、出生率がV字回復している理由ね。男の人は内科でもいいかもしれない

対馬「経歴やプロフィールも大事。専門医に認定されている人を！」

けど、女の人はやっぱり婦人科がいい。60代になると内科の合併症を持っている人が多いから、両方にかかったほうがいいかもしれないけれど。メインは婦人科、プラス内科ですね。

千明　あ、私もそうです。ずっと対馬先生が主治医ではあるけど、60代になったら、先生のクリニックの内科の先生の出番が多くなってきました。

対馬　卵巣がんの好発期を過ぎた70代以上は、内科と整形外科がいいかも。そういえば、今、若い女性医師が増えてきているんです。産婦人科医の7割が女性。ヘルスケアをやりたくて産婦人科を選ぶ女性医師も多くなっているので、そのうち私のようなヘルスケアをやる開業医の女性医師たちが増えてきますよ。

千明　医師の選び方としては、経歴なんかも見たほうがいいですか？

対馬　そうね、できれば専門医に認定されている人で、10年くらいちゃんとした大きい病院や大学病院でやってきた人のほうがいい。あと、思春期や更年期、性教育や性暴力の対応などに力を入れています、と、ちゃんとホームページに書いている人がいい。本当は「女性のヘルスケア」とか「女性総合医療」っていう科があるといいんですけどね。海外では、ウィメンズヘルスというのはひとつの分野なの。婦人科とも少し違うし総合内科とも違う。メンタルヘルスも入るし、暴力や虐待対応、健康教育も入る。検診やパブリックヘルス、統計などの考え方も含まれる分野がちゃんとあるんですよ。

千明　日本の地方の病院では、緊急の際の婦人科はあっても、そういったヘルスケア分野はまだまだですよね？

対馬　でも、だんだん遠隔診療も浸透してくるから、遠いからダメということはなくなるはず。私のクリニックも、もうスマホでの遠隔診療を始めています。普段は近くの婦人科に行って診察してもらってもいいし、むしろそうしてほしい。「そこでなんて言われましたか？」とか「内膜の厚みは何ミリでした？」

千明

「これからは遠隔診療の時代！」

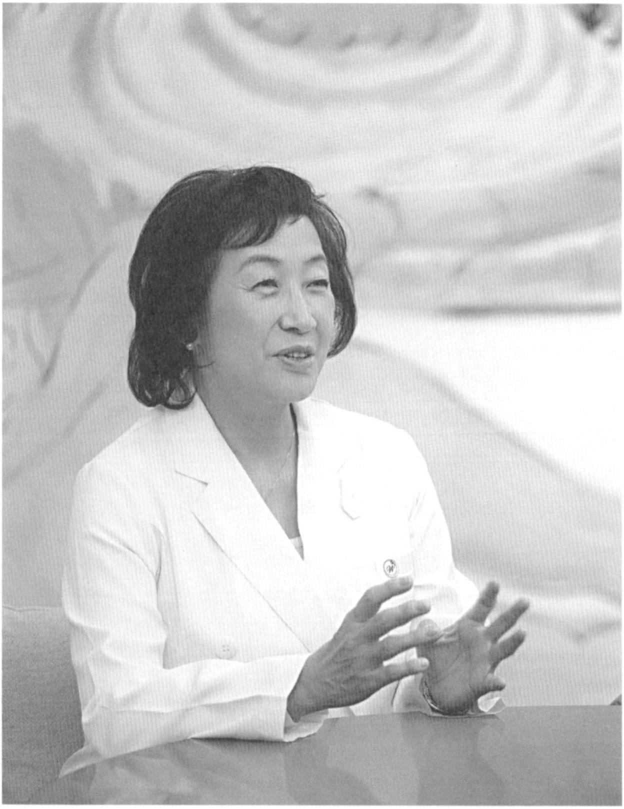

など情報をもらえば、こちらでも判断できます。年に1回の検診や、検査が必要なときは直接対面で、あとは遠隔で面談して「薬は何を送りましょうか」というふうにできるといい。処方箋や薬を送ったりすることもできますよ。もう私の新宿のクリニックでは、禁煙外来とピル外来で始まっています。

千明　いいですね、遠隔診療。できれば先生から「じゃあ鳥取県なら、あの先生のところがいいんじゃない？」みたいな情報をいただけたらいいですよね。気軽な感じでネットでお話しして。

対馬　そうそう。医者を気軽な友人にする。長いあいだの友達にする。これからはそうなってほしいです。

千明　あと、症状や病気については、自分でどれくらい調べてから受診すべきですか？

対馬　これは学会とか医師会でも話題になってるんだけど、症状や病名で検索すると、バーッと宣伝サイトみたいなのが出てくるでしょう。それらを見てしまうと、間違った情報も書いてある。できれば、学会や医会、あるいは厚労省なんかが出しているホームページを見てほしいんです。ただ、そういったサイトは専門家向けに書いてあって、読みにくかったり、説明が硬かったりするので、ざっくり読んで、あとは、直接医師に説明してもらうといいと思います。

千明　不調で一応、婦人科には行ったんだけど、結果、何の治療もしていないという人も意外に多いですね。

対馬　それは、医師が治療の説明をするのに時間がかかるし、ホルモン剤を処方しても全然お金が取れないか

対馬

「1年に一度は直接の受診。あとは遠隔でお話ができればいいと思わない？」

千明

「合わない医師は替えていいのね」

ら。下手に説明を始めたら長くなるので、それを避けようとする医師は多いらしいの。

千明　だから説明も適当で、「HRT（ホルモン補充療法）やらないんだったら、もう来なくていいよ」って言われたという人もいました。逆に、ホットフラッシュで漢方薬を飲んでも効かない状態なのに、医師がHRTをすすめなかったからしなかった、という人もいますね。医師からすれば、放っといても死ぬわけではないし、訴えられるわけでもない。今のままではホルモン補充療法以外では画期的には改善しない、という状態だとしても、すすめられなければやりたいとも言いにくいですし。医師との相性っていうのもありますよね。確か、対馬先生のクリニックの受付にもそんなことが…。

対馬　貼ってありますよ、「医師の変更をご希望の際は、いつでもお申し出ください」って書いてあるの。医師が合わないなら、合う医師に替えたらいいのよ。気が合う先生に「これはやってみたほうがいいよ」って言われると信用できたりする。「じゃあ、飲んでみます」とか、あるいは「やっぱり別の薬に替えてみたいです」って言えますよね。自分の治療なんだから、自分の生き方なんだから、自分で決めるのよ。セカンドオピニオンなんかも同じ。自分にとってこの人がファースト、この人はセカンド、この人はサード。あとは自分で決めればいいだけ。サードの意見を選んでファーストに戻ってこなくても、それはそれ。良くなることを期待して「じゃあ、やっ

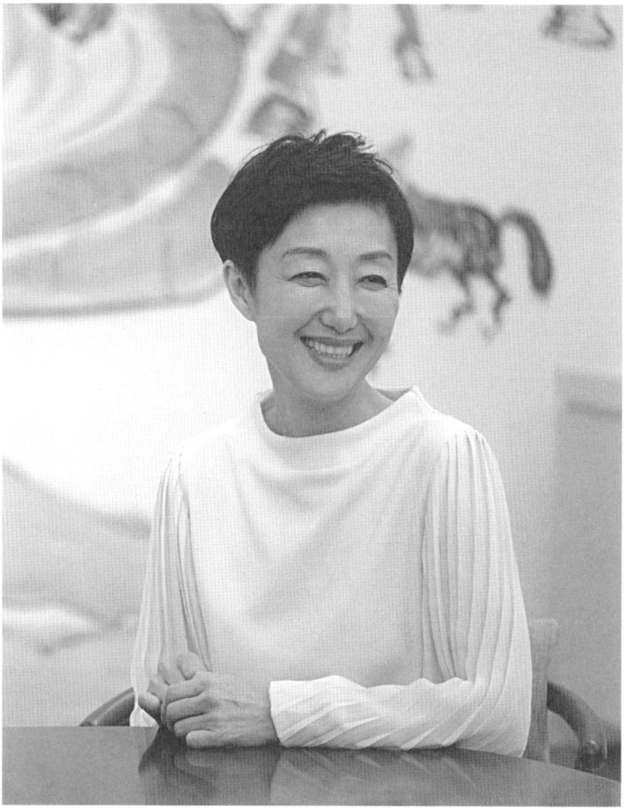

てみます」と、一歩踏み出せる人はちゃんとよくなるし理解も進んでいきますね。すすめられた治療に「えっ、何ですか、それ。怖いです」っていうばかりだと、結局前に踏み出せず、変われない。

千明　そういう人の生き方はずっとそう、たぶん10代から80代までそうかもしれないですね。私、更年期がすごくいいチャンスだって思うのは、やってみたことで劇的に自分の体調や生活を変える転機になるから。

そこを利用できないのは残念だなって思います。

対馬　そう、一歩踏み出せ！

千明　それをキーワードにしましょうか！

対馬　そう、患者さんは、患者力を高めることが大事だと思う。私が思う患者力はね、自己決定力。一歩踏み出して自己選択ができること。

千明　コミュニケーション能力も必要ですよね。やっぱり医師も人間なんだから、私はいつも先生の気持ちをアップするようにしています。「おはようございます！」って元気よく言ったりね。顔を全然見てくれない先生もいるじゃないですか。

対馬　それはコミュニケーション能力のない医者(笑)。

千明　先生のモチベーションを上げるための努力っていうのかな、ちゃんと自分を診させる努力も必要です。

対馬　まあ、患者力は結局、人間力ですよね。人として堂々と、自分が困っていること、自分の求めていることを表現できる。相手が言ってることが理解できる。それに対して、ちゃんとポイントを突いた質問や応答ができる。自分が納得したらその治療を始められる。そういうふうに、医師とのやり取りも建設的な方向に向かっていってほしい。

千明　ビジネスと一緒ですね。この商談をどれだけ自分のほうに有利に持っていくか。この先生ダメだわと思ったら替えればいいし、やっぱり医師が自分のためによく働いてくれるように考えなくては。

対馬　そうそう。医師は単なるプロフェッショナルだから、その専門家を上手に使いこなさないとね！

第7章

SOSが止まらない！閉経前後の美容トラブル

外見も激変する閉経前後、特に際立つのは肌の老化です。
シミやシワ、たるみ…と老けトラブルが重なるのに、
愛用の化粧品が使えないほど敏感肌になることも。
でも、それが一生続くわけではありません。
ここを工夫して乗り切れば、また化粧品も使える日が来ます。
パサついた髪や抜け毛、爪のトラブル、加齢臭も
賢くケアして、美レベルをキープしましょう！

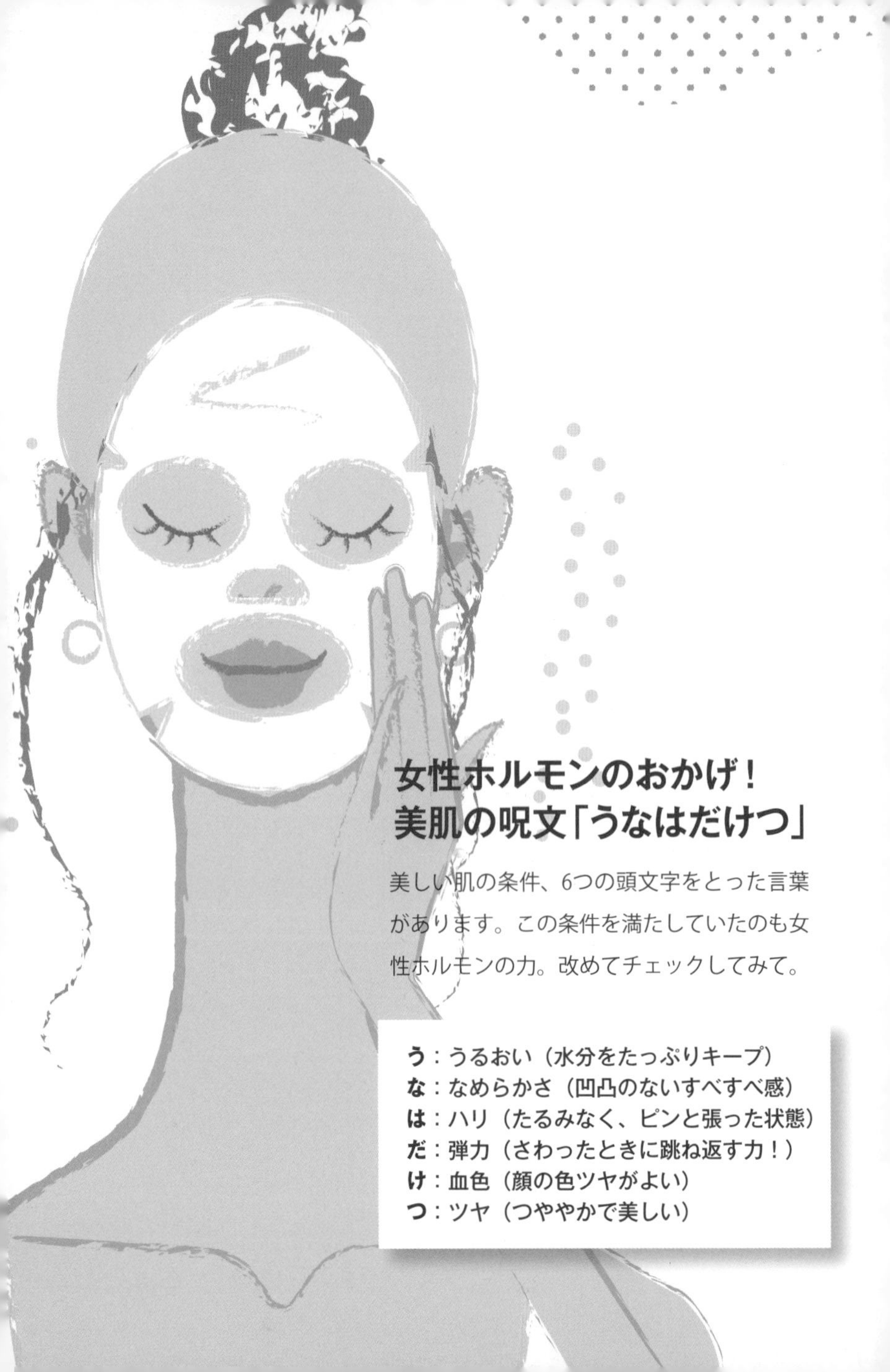

女性ホルモンのおかげ！
美肌の呪文「うなはだけつ」

美しい肌の条件、6つの頭文字をとった言葉があります。この条件を満たしていたのも女性ホルモンの力。改めてチェックしてみて。

う：うるおい（水分をたっぷりキープ）
な：なめらかさ（凹凸のないすべすべ感）
は：ハリ（たるみなく、ピンと張った状態）
だ：弾力（さわったときに跳ね返す力！）
け：血色（顔の色ツヤがよい）
つ：ツヤ（つややかで美しい）

［肌トラブル］

シワ　シミ　たるみ　くすみ　吹き出物　肌荒れ

女性ホルモンの影響は肌にも直結。突然、敏感肌や荒れ肌になる人も

ふたつの女性ホルモンのうち、特に美肌に貢献しているのはエストロゲンのほう。新陳代謝を正常にして水分量を保ち、コラーゲンやヒアルロン酸の生成を促す働きをしています。もう一方のプロゲステロンは皮脂の分泌を促す作用があり、これは月経中に吹き出物が出るなど、若い頃から実感しているはず。閉経前後にはどちらのホルモンも急激に減るため、潤い、なめらかさ、ハリ、弾力、血色、ツヤ、すべてがレベルダウン。そこにストレスがかかって、さらに肌が激変してしまう人もいます。突然、敏感肌やアレルギー肌になったり、アトピーがひどくなるのもそのためです。

セルフケアPOINT

何はなくとも「保湿」をしっかりと！

何も刺激していないのに赤くなったりかゆみが出たり、今まで使っていた化粧品にかぶれたり…。そうなったら今までのものはいったんお休みして、保湿力を重視し、弱った肌に使える化粧品を探しましょう。コットンにも反応することがあるので、化粧水は手でやさしくつけて。洗顔料やクレンジングも刺激のないものを選び、洗いすぎないように注意を。

[髪と頭皮のトラブル]

抜け毛　薄毛　白髪　フケ　パサつき

頭皮のかゆみ・かぶれ

髪の毛を気にするだけでなく
頭皮の状態を見直すことも忘れずに!

女性の象徴であるツヤ髪も、ホルモンの減少によって急変！　髪はパサついて細くなり、抜け毛が増えて薄くなり、くせやうねりが出たり、白髪も増えてきます。頭皮も肌と同じで血行や代謝が悪くなるため、かぶれやすく、かゆみが出たり、乾燥してフケが多くなることも。そんなとき、せめてパサついた髪の表面はコーティングしてハリとツヤを出したいと思うのも女心。でも、よけいな成分は頭皮に負担をかけ、かえって抜け毛に拍車をかけることになりかねません。それよりは髪の材料になるタンパク質をしっかり摂り、頭皮のマッサージなどで血行をよくすることが大切です。

セルフケアPOINT

ヘアケアは「質」にもこだわって

薄くなった髪の毛をカバーしようとスタイリング剤を多用し、抜け毛を気にしてあまり洗わない…それでは薄毛を助長するばかり。まずは髪と頭皮に刺激を与えすぎない、質のよいシャンプー＆コンディショナーを選び直しましょう。保湿効果が高い育毛剤もおすすめです。分け目の地肌が目立たないヘアスタイルにするだけでも、ポジティブな気分に。

MEMO

ヘナでもかぶれる!?
白髪染めやカラー剤に注意

ヘアカラー剤でかぶれる人が増える年代。特に染毛成分のひとつ「ジアミン」に要注意。植物原料で安全な「ヘナ」と表示していてもジアミン配合の製品があり、美容師の知識不足でアレルギーを起こす人があとを絶たないそう。心配な場合は事前に原材料の確認を。セルフカラーをする際も必ずチェックしましょう。

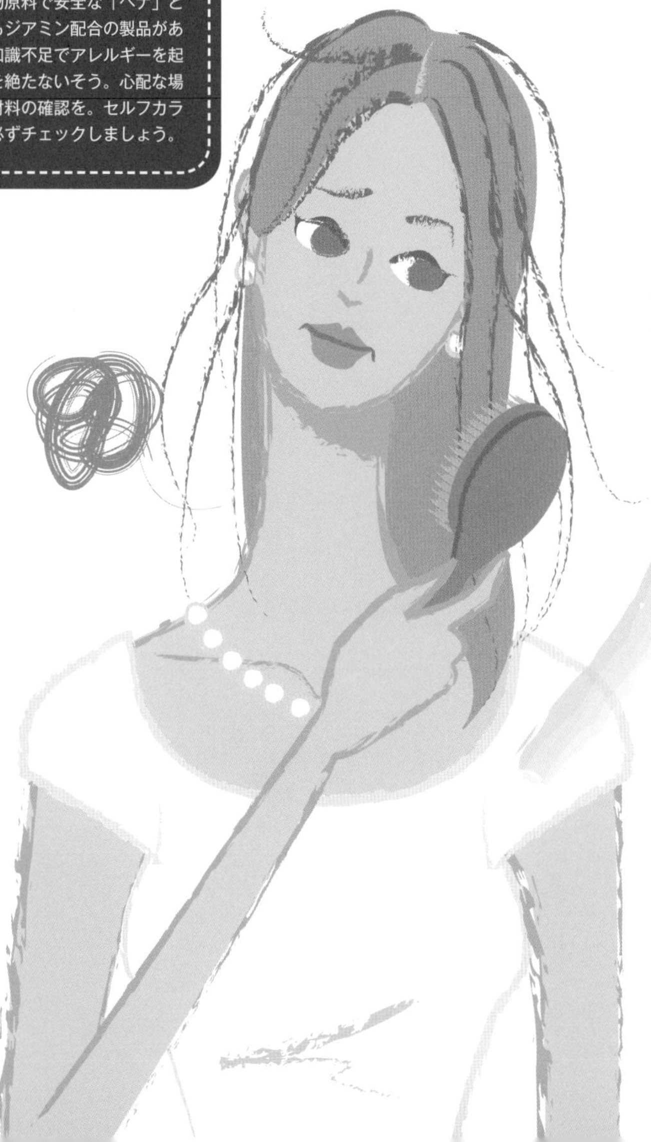

[体臭トラブル]

ニオイにも影響するホルモンのゆさぶり！ 更年期特有の汗もニオイの原因に

閉経前後から、自分のニオイが変わってきたと感じる人は多いもの。代謝が悪くなるのに加え、いろいろな要因が重なっているためです。加齢臭の原因でもある、皮脂を酸化させる「ノネナール」という成分が増えること、女性にもともと備わっている「ラクトン」という甘い香り成分が減ってしまうこと、そしてこの時期特有の多量の汗、更年期のストレスによるワキ汗…。ニオイも女性ホルモンの影響を大きく受けているのです。

加齢臭の原因は「ノネナール」!?

ニオイのもとは脂肪酸と過酸化脂質。これが結びついて酸化されると「ノネナール」という物質がつくられるように。ノネナールそのものは少し青臭い程度といわれますが、汗や皮膚の常在菌、元々の体臭が混じり合って強いニオイになってしまいます。

ノネナールという成分が加齢臭の原因になることは、1999年に世界で初めて資生堂によって解明

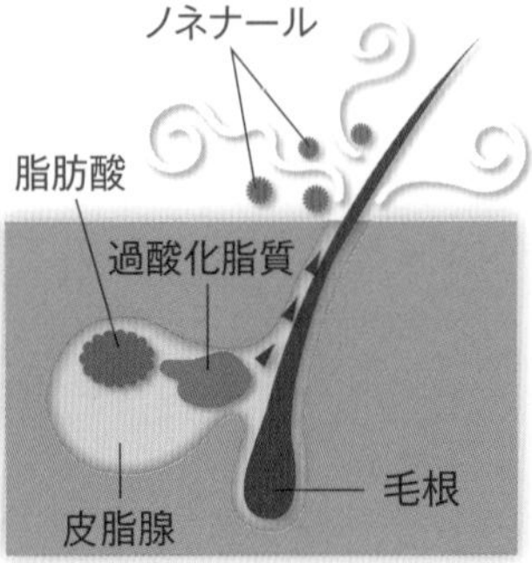

加齢に伴う体臭中のノネナール量の増加

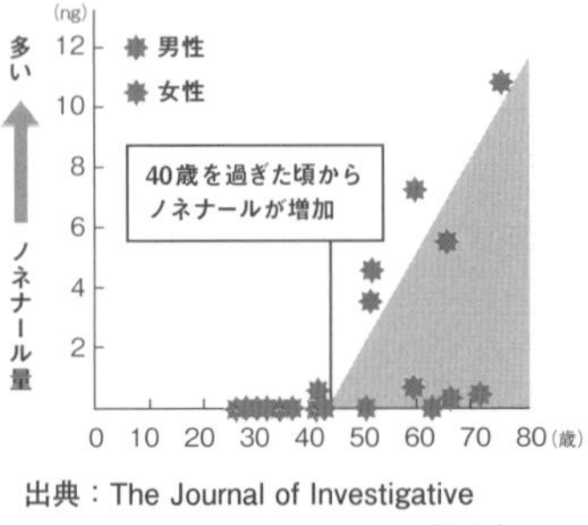

出典：The Journal of Investigative Dermatology, vol.116,4,520-524,(2001)
グラフ引用：「資生堂ワタシプラス」

ニオイ発生ゾーンはこまめに汗をケア

皮脂腺が多い場所は必然的にニオイが発生しやすいもの。でも、実は汗そのものは無臭で、皮脂の常在菌によって汗が酸化、分解されることでニオイが発生します。

また、閉経前後はデリケートゾーンの自浄作用が低下して雑菌が繁殖しやすくなったり、歯周病によって口臭が、ホットフラッシュや多汗によって上半身のニオイが強くなる傾向に。

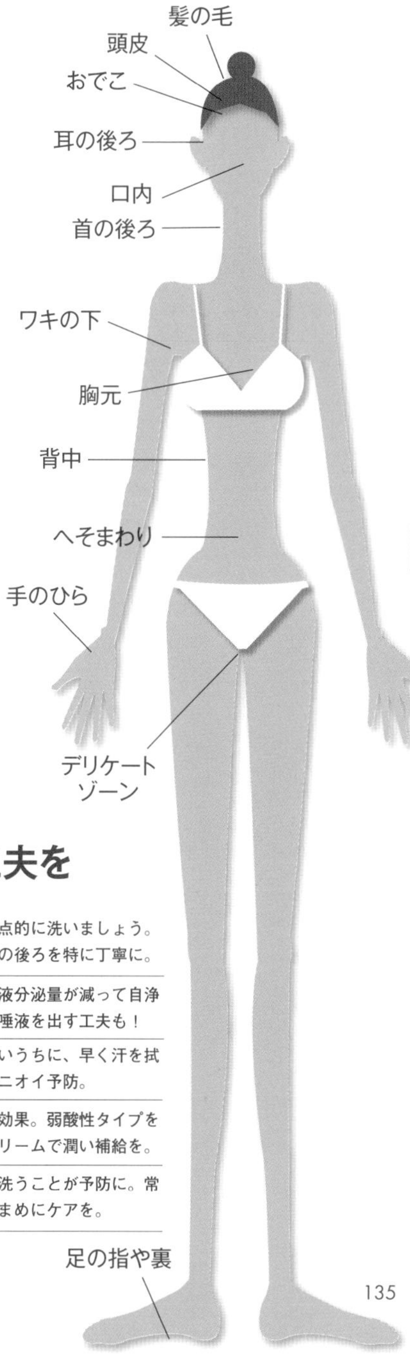

セルフケアPOINT

気になる場所は特に工夫を

● 髪と頭皮	髪の毛よりも頭皮を重点的に洗いましょう。頭頂部や首の後ろ、耳の後ろを特に丁寧に。
● 口臭	第一に歯周病ケア。唾液分泌量が減って自浄作用が低下するので、唾液を出す工夫も！
● 上半身	汗が酸化してしまわないうちに、早く汗を拭き取るのがいちばんのニオイ予防。
● デリケートゾーン	殺菌力が強い石鹸は逆効果。弱酸性タイプを使用して、オイルやクリームで潤い補給を。
● 足の指や裏	何よりも毎日きちんと洗うことが予防に。常在菌が潜む古い角質もまめにケアを。

[爪トラブル]

閉経前後に突然表れることも多い 三大トラブルが「縦ジワ・横溝・二枚爪」

爪は皮膚の角質が変化したもの。肌と同じで爪にもこの時期、異常が出やすくなります。どのトラブルも爪をつくる材料となるタンパク質をしっかり摂り、保湿して乾燥を防ぐこと、血行をよくすることが改善策。弱った爪に大きな負担をかけないよう、爪切りよりヤスリの使用がおすすめです。

爪の三大トラブル、その原因は?

縦ジワ

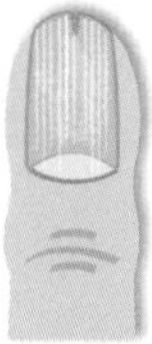

老化現象といわれる縦ジワ。乾燥が原因の場合が多いので、ネイル専用の保湿剤を利用して。

横溝

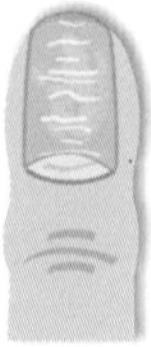

溝や凹みが生じた時期に栄養不足やストレス過多だった可能性大。連続している場合は要注意。

二枚爪

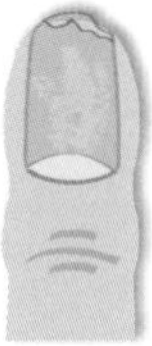

タンパク質とミネラルの不足、血行不良、乾燥でもろくなったところに、衝撃や負荷で発生。

セルフケアPOINT

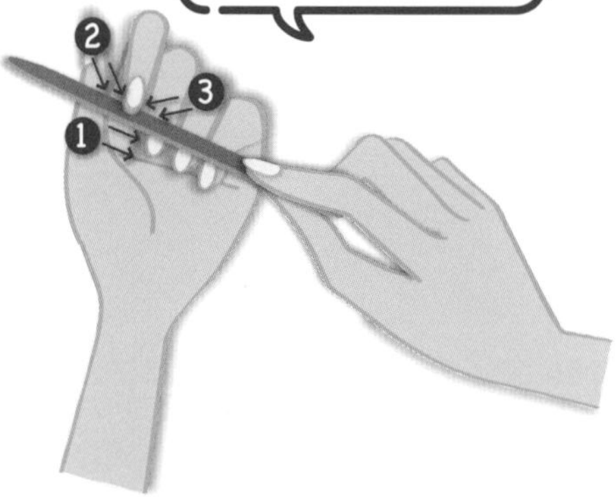

トラブル予防にネイルファイルが活躍

ネイルファイル(爪ヤスリ)の使用は特に二枚爪予防に効果的。爪に対して45度にファイルをあて、往復させず一方向に削ると爪への負担も軽減します。爪の先端と両サイド、3カ所に分けて①②③と削るのを基本に。

第8章

早めのケアで差がつく！閉経前後の乾燥トラブル

「潤いホルモン」とも呼ばれる女性ホルモン。
更年期には誰もがその意味を痛感することになります。
肌や髪など表面的な乾燥感だけでなく、
〝粘膜〟がダイレクトに乾いてきます。でも、
デリケートゾーンだってケアの工夫はいろいろあります。
恥ずかしいからとひとりきりで悩んだりせず、
同年代の女性や婦人科の医師に話し、相談しましょう。

閉経前後に乾いて初めてわかる！
女性ホルモンの「うるおい力」

髪や肌、目も鼻も口も、
何よりデリケートゾーンまで…
「とにかく全身ドライ!」が更年期。
カサカサ、カピカピにむずむず、チクチク、
かゆみやかぶれ、出血まで。
肌につけるもの、あたるものが全部怖い。
そんな不安な毎日を送る人もいます。

エストロゲンには、コラーゲン、脂肪組織、水分の
保持能力があります。体からエストロゲンが
失われると、肌も粘膜も、体の内側も外側も潤いが
なくなります。弾力性が失われて薄くなり、
バリア機能も抵抗力も低下してしまうのです。

肌をなめらかに、粘膜をウルウルに
保ってくれていたのは、やはり
女性ホルモンの力でした。

全身に起こるこうした乾燥の症状を
「ドライシンドローム（乾燥症候群）」
ともいいます。閉経前後に起こる
一時的な症状だとしても、乾燥やかゆみは
そのまま放っておかないで。放置しておくと、
とりかえしがつかない状態に発展することも。

〝乾き〟は老化の第一歩。
合言葉は
「うるおう女」です！

ちょっとした工夫とケアで、
若さを取り戻すことは可能です。

デリケートゾーンの悩みなどがあれば
恥ずかしがらずに**婦人科を受診して。**
「早く相談すればよかった」
きっとそう思えるはずです。

実はとても多い腟まわりのトラブル

デリケートゾーンの乾燥

うるおいばかりでなく弾力も失われ触れている下着にも敏感に…

腟まわりのデリケートゾーンは、特にエストロゲン欠乏の影響を受けやすいところ。粘膜のため、皮膚より深刻な悩みにつながります。粘液が減り、腟の自浄作用が弱まるので、細菌の繁殖や炎症を起こしやすい状態に。潤いとともにふっくらした弾力が失われ、カピカピした状態に感じる人もいます。今まで何ともなかった下着にも敏感になり、こすれや締めつけでヒリヒリし、かゆみや痛み、かぶれ、灼熱感などの引き金になることも。

勇気を出して、自分の腟まわりの構造を観察してみよう

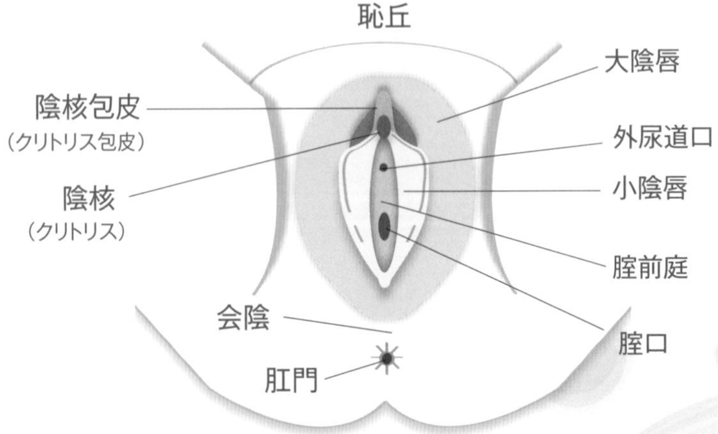

中央に腟口、その両脇を囲むひだ状の小陰唇、小陰唇に囲まれた腟前庭、腟口の前の外尿道口、いちばん前にある突起したクリトリス――これらは粘膜組織です。外側両サイドに広がる大陰唇、そこから肛門までの間を会陰と呼び、このエリアは皮膚組織です。

Self Check!

デリケートゾーンにこんな症状は？「ドライヴァジャイナ（膣乾燥）」チェック

- 乾燥が気になる
- 下着がこすれて痛い
- 自転車のサドルに座ると痛い
- ジーンズなどが食い込みやすい
- なんとなくヒリヒリする
- かゆみがある
- 性交痛がある
- 腫れた感じがある
- ほてる感じがある
- おりものが減ってきた
- ナプキンやシートでかぶれやすい
- 石鹸で洗うとき刺激を感じる
- 出血しやすい
- 今までと違ったニオイがする
- 排尿のときにピリピリする
- 尿もれが気になる

膣の乾燥症状を「ドライヴァジャイナ」ともいいます。3つ以上当てはまる人は症状が進行中。次ページのケアを試してみて。

閉経後の膣はどう変化する？

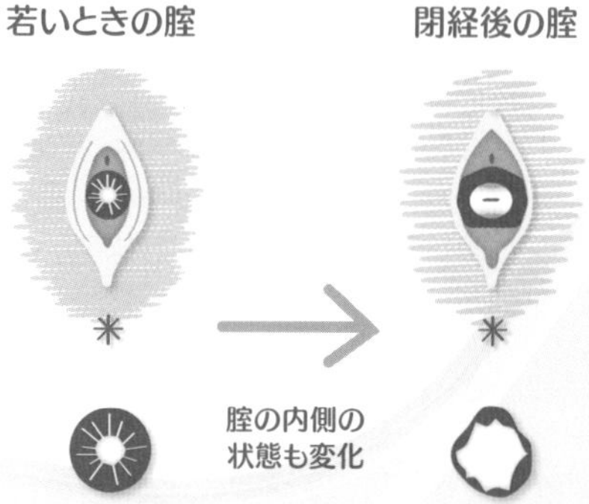

膣まわりの粘膜部分は乾燥して薄くなり、柔軟性に富んでいた膣口は徐々に緩んできます。膣壁はその奥3分の1しか知覚がないため、内側の炎症には気がつきにくいもの。

MEMO

「萎縮性膣炎」とは？

エストロゲン量の低下による乾燥と萎縮のために、膣壁が薄くなる症状です。閉経後の女性の約半数が萎縮性膣炎になっているといわれるほど。性交痛、頻尿、尿もれ、おりもの増加や異臭などの症状があればれっきとした病気です。潤滑ゼリーや膣剤など、治療法もいろいろあるので、婦人科を受診しましょう。

毎日のお手入れで潤いと弾力を取り戻そう！

デリケートゾーンのケア法

丁寧に洗ってやさしく保湿。マッサージには劇的な効果も！

　腟のまわりは粘膜なので、皮膚以上にしっかり保湿することが大事。さらにマッサージを繰り返すと血行がよくなって弾力も戻るといわれます。代謝がよくなるため、冷えや尿もれがすっかり改善される人もいるほど。

　デリケートゾーンは、ひだや溝のある複雑な形状であるうえに、汗や尿・便・おりもの・経血などが混じり合う場所。乾燥以前に、汚れがたまりやすく、雑菌が繁殖するとニオイやかゆみの原因にもなるため、細かくやさしく、丁寧に洗うことも大切です。今までぞんざいに扱ってきた人こそ、こだわってケアすることで劇的な変化が期待できます。以前のようなふっくら感が戻ってきたら、パートナーとの関係も改善するかも？

MEMO

静かなブームではあるけれど…医療レーザー脱毛は慎重に

介護が必要になったときのことを考え、デリケートゾーンのVIO脱毛、いわゆる「介護脱毛」を希望する女性が増えています。下着の中で蒸れたり、排泄物がつきやすいため、確かにムダ毛はないほうが気がラク。ただ、医療レーザーによる永久脱毛は白髪には効果がないため、黒いうちに受ける必要があります。白髪にも効果があるのは、少々痛いけれど針脱毛です。また、デリケートゾーンがとても敏感になっている時期には、レーザーで炎症やアレルギーを起こすリスクも高いもの。脱毛ができる状態かどうか、きちんと安全性を確認してからにしましょう。

セルフケアにちょっとした工夫を！

お風呂での洗い方

スポンジなどは使わず指の腹で、アンダーヘア周辺から大陰唇と小陰唇、膣の入り口付近まで洗います。膣の中には自浄作用を持つ常在菌がいるので、中まで洗うのは逆効果。指を入れて洗う必要はありません。

できれば 専用ソープを

洗浄力が強すぎるものは避け、pHバランスに配慮したデリケートゾーン専用のソープがおすすめです。通常のボディソープでもせめて弱酸性のものを。

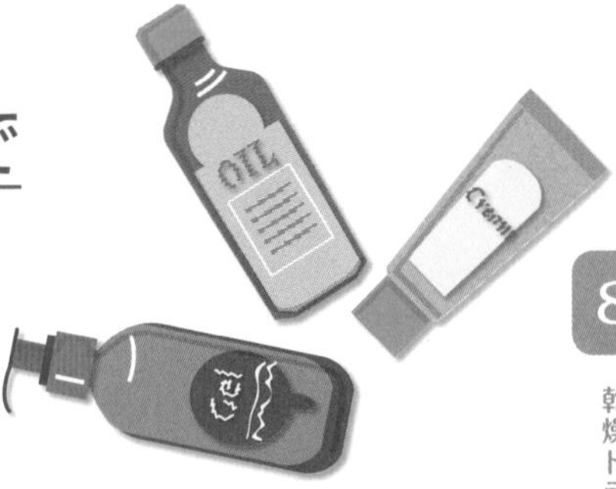

ジェルやクリームで 入浴後の保湿ケア

お風呂上がりには、デリケートゾーンの保湿ケアをルーティンに。ローションよりも塗りやすい、ジェルやミルク、クリームもあります。専用のアイテムがたくさん出ているので、自分に合うものを探しましょう。

習慣にしたい マッサージ

妊婦さん専用と思われている会陰マッサージは、閉経前後の女性にも大推薦！　オイルマッサージで血流を促すと、膣まわりが柔らかく潤い、繰り返すことで柔軟性を取り戻すことができます。粘膜は経皮吸収率が高いので、オイルはデリケートゾーン専用のものを。染みたりヒリヒリするものは使わないのが鉄則です。

マッサージの仕方

オイルを全体になじませた後、①大陰唇、②小陰唇、③会陰を矢印のようにマッサージ。膣は指を入れて内側をなぞるように。

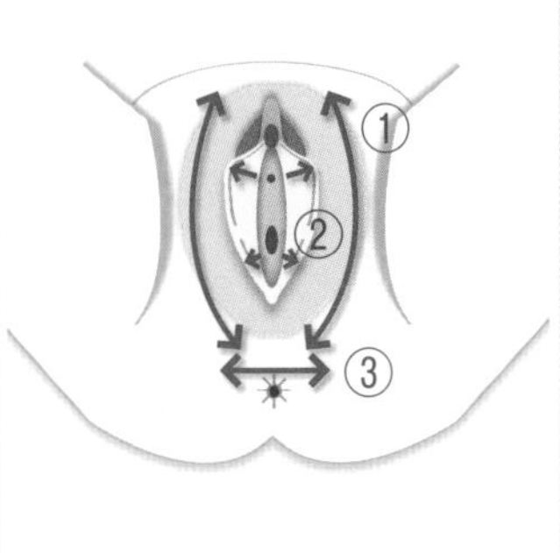

唾液の量が減ってさまざまな影響が…

ドライマウス：口の乾燥

口臭の原因も、もしかしてドライマウス？
唾液が減ると思わぬ弊害が！

　女性ホルモンにかかわる乾燥の症状のひとつがドライマウス。唾液の分泌量が減り、口の中が乾いてしまう症状です。唾液には多彩な役割があり、抗菌や酸の中和作用、傷の修復、消化作用、食べたものを飲み込みやすくするサポート作用、粘膜の保護作用などを担っています。ドライマウスになると、唾液がこうした本来の役目を果たせないため、単に口が渇くだけでなく、口臭が気になる、食事がしにくくなる、味覚がおかしくなる、虫歯や歯周病になりやすくなる…などさまざまな弊害が出てきます。歯科や口腔外科に行きがちですが、明らかに閉経前後の乾きなら婦人科でもOK。乾燥症状に効く、麦門冬湯《ばくもんどうとう》や補中益気湯《ほちゅうえっきとう》などの漢方薬で改善することもあります。

唾液はどこから出るの？

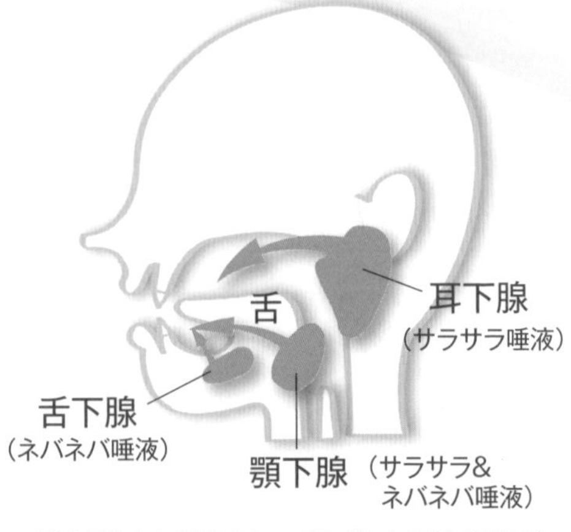

唾液を分泌する唾液腺は3つ。それぞれから出る性質の違う唾液が、バランスよく分泌されるのが理想です。例えば、乾燥に加えて、舌下腺から出るネバネバ唾液が増えすぎたらとても不快。マッサージでバランスよく出す工夫を。

Self Check!

あなたは大丈夫?
ドライマウス度チェック!

- 乾いた食べ物が食べにくい
- かなり頻繁に水を飲む
- 唾液がネバネバする
- 味がわかりにくくなった
- よく舌や唇がひび割れる
- 口臭が気になる
- 歯垢(プラーク)が増えた
- 舌がからまってしゃべりにくい
- 口の中がヒリヒリする
- 夜中に喉が渇いて目が覚める
- 急に虫歯になりやすくなった
- 傷や口内炎が治りにくい

3つ以上当てはまった人は、ドライマウスになっている可能性があります。症状が軽いうちに、唾液の分泌を促すセルフケアを。

自分でできる! ドライマウス対策

- よく嚙んで唾液の分泌を促す
- ガムやスルメなどをよく嚙む
- カフェイン、アルコール飲料を減らす
- 塩分の多い食べ物を控える
- 鼻呼吸を意識する
- 梅干しやレモンなど酸っぱいものを思い浮かべる、または食べる
- ドライマウス用の保湿剤を使用

唾液が出るのを実感できる、唾液腺マッサージ

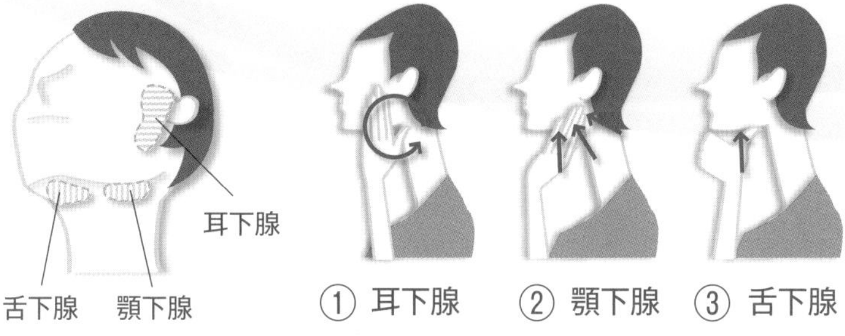

①4本の指を頬にあて、奥歯の辺りを後ろから円を描くように。②耳下から顎の先まで何カ所かに分けて指で押します。③親指をそろえ、顎の下から舌を押し上げるように。

もともと症状がある人は、悪化に注意

ドライアイ：目の乾燥

そのかすみ目、ドライアイの症状かも!?

涙の不足などが原因のドライアイは、単純に目の乾燥による違和感だけでなく、日常生活に支障をきたす深刻な症状も引き起こします。どうも目がかすむと思っていたら、ドライアイだったということも多いもの。デジタル機器の画面を見る時間が増えてまばたきが減ると、ドライアイになりやすいのです。実は女性ホルモンの低下もドライアイの原因。女性ホルモンの減少は涙の分泌量を減らし、同時に進行する老眼と相まって、余計に目に負担をかけてしまいます。婦人科でHRT（ホルモン補充療法）を受けたり、女性ホルモンに似た働きをするエクオールのサプリを飲んで改善したという例も。

ドライアイの主な症状

- シヨボシヨボしたりゴロゴロする
- 疲れやすく、かすんで見える
- よく目がかゆくなる
- 目のどこか、奥のほうが痛む
- わけもなく涙が出ることがある

ドライアイで、なぜ目がかすむ?

正常な目　　ドライアイ

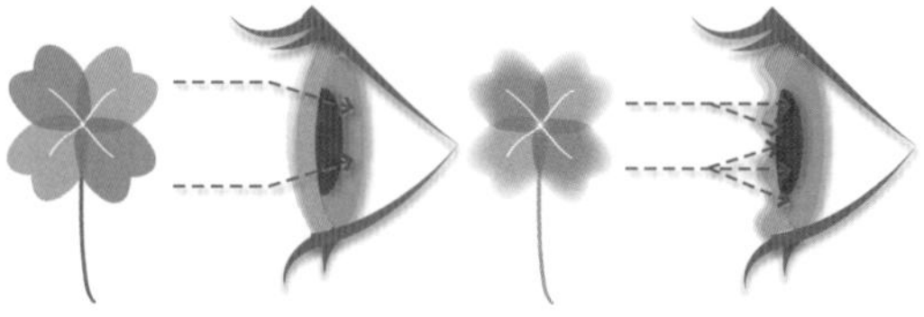

ドライアイは、乾きや疲れだけでなく、見え方にも影響を及ぼします。目を使いすぎてかすんでくるのも、実はドライアイが原因のことが多いのです。

涙の層が均一なので
光が均一に入ってクリアに見える

涙の層にムラができ
光が不規則に入るので見えにくい

鼻の違和感は湿度のせいじゃなかった！

ドライノーズ：鼻の乾燥

長引かないよう、スプレーなどで対策を

ドライマウスは聞いたことがあるけれど、ドライノーズはあまり聞いたことがない？　いえいえ、鼻の中は粘膜なので、女性ホルモン低下の影響をダイレクトに受けやすいところ。鼻水は出る一方で鼻づまりや鼻クソがたまるなどの症状はわかりにくく意外と気づきにくいのですが、鼻をかんで鼻血が出るのは代表的な症状です。放っておくと、花粉症などのアレルギーを起こしやすく、風邪やインフルエンザの感染リスクも上がります。乾燥した鼻から喉に、ウイルスが付着しやすくなるためです。空気の乾燥した場所を避ける、マスクをする、専用薬を使うことで、かなり改善されます。

ドライノーズの主な症状

- 鼻クソがよくたまる
- 鼻の中にカサブタがよくできる
- カサカサしたような異物感がある
- 鼻をかむと血が混じる
- 鼻の入り口付近が切れやすい

ドライノーズの症状と対策

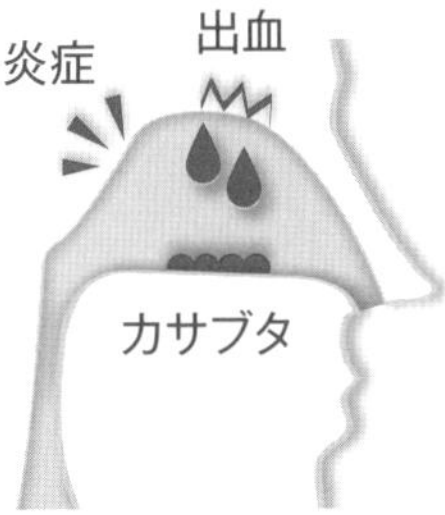

ホコリなどを含む鼻水が乾燥して固形化したり、カサブタのようになって炎症を引き起こすのはよくある症状。直接つけることができるドライノーズ専用のジェルやスプレーが便利です。

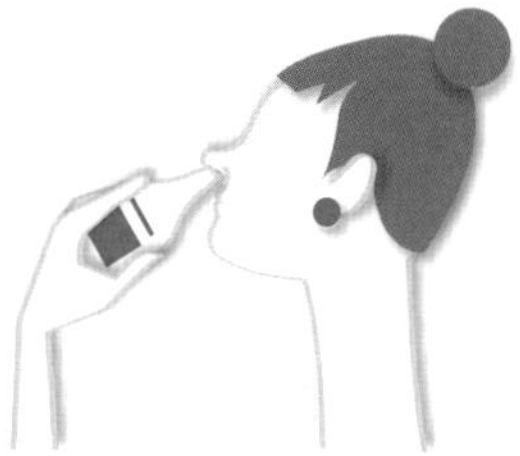

ドライシンドロームから自分を守る！

「うるおう女になる」10カ条

悲しいかな、乾くということは抵抗力や免疫力の低下も意味します。抵抗し続けてもがくより、乾いている状況を受け入れて、少しでもラクになる工夫を。

1 内側からも水分補給を

水分は一日中、こまめに取り続けることが鉄則です。

2 栄養と運動！生活習慣を改善する

バランスよく食べて栄養を摂り、まめに動くこと。それが代謝にいちばん大事なこと。

3 自らの分泌力を励ます

温めたりマッサージしたりで、分泌力は高まるもの。

4 信頼できる化粧品をひとつ見つける

もう使える化粧品が何もない、と嘆くよりこの時期に使えるアイテムをひとつでも！

5 外から肌へ刺激を与えるべからず

外気でもホコリでも光でも、すべて刺激になるものは極力控えて。

6 肌に触れるものは自然素材にする

ケミカルなものに敏感なとき。化学繊維や
合成洗剤などは避けて、極力自然なものを。

7 締めつけの強い下着はつけない

ブラやショーツのこすれにも敏感になります。
締めつけはNG。掻いたりもしないように。

8 じんわり温めながら潤いを補給する

冷やすことは血流を悪くし、乾燥を助長します。
この時期は、温めることが潤すこと。

9 かゆくても絶対に掻かないで！

乾燥するとどうしても掻いてしまいがち。
でも、じっと我慢。気を紛らわせて！

10 つらいときは漢方薬やホルモン補充療法も視野に

セルフケアで改善が見られないときは、
婦人科を受診するのが解決への近道。

Chiaki's case

column 03

[ああ、ドライシンドローム]

「顔も目も鼻も口も膣も
乾いてかぶれてかゆみも出て。
笑い話が多すぎる乾燥エピソード」

更年期の入り口で、顕著だった症状は乾燥。とにかく肌が敏感になりました。ブラやショーツのゴムの部分にかぶれたり、ひどくなるとミミズ腫れになったり。水分量が減ると肌のバリア機能が低下して、**肌免疫が落ちる**んです。

アイシャドーを使いたいと思っても、まぶたの皮がむけたりするから残念だけど使わない。洗顔料もしみるのでクレンジングミルクで洗う。化粧水はもちろん水さえもしみるようになっていました。使えるものでなんとか保湿するほかないのです。そのうえシミが目立ってくるから、隠したい一心でファンデーションもべったり。肌の中が全然潤っていないので、クリームファンデをいくら塗ってもパサパサ。お寿司屋さんの黒い漆のカウンターに、私の**顔の皮がパラパラ〜**と舞い散ったときは恥ずかしかった！

皮膚の乾燥もひどかったけれど、つらいのは粘膜の乾燥です。まずは**デリケートゾーン**。最初は下着の異変。ショーツにあたる部分がこすれて異様な灼熱感があり、なんだか**モゾモゾして気持ち悪い**。カサカサして、出てきた外陰部が下着を巻き込んでしまってたわけです。だからさわる、するとさらに腫れてビワの実みたくなっちゃって。もうウォーキングどころじゃありません。

何が起こったかわからないので大病院の泌尿科を受診したら、医師は男性。看護師さんにも「どうしたのかしらね」「跳び箱でもしたの？」って言われて、薬も何も出ないで帰されました。がんなどの病気を診るところだから、乾燥による腫れなんかわからなかったのでしょう。今思うと恥ずかしすぎました(笑)。

そして膣が乾いて痛いので、**夫婦間のこと**もうまくいかない。私は奥手といいますか、どうしていいかわからないし、膣乾燥について人にも話せず、医師にも相談できない。しかたなく顔に塗るカプセル状のオイルを膣に入れてみたりとか(！)いろんなことをしてみました。今は専用のクリームとかジェルも普通にありますが、当時あった潤滑ゼリーは何か別の用途のように思えて…。本当はこういうこと自体が女性にとって重要で、QOLにかかわる話です。今、ようやくいい時代が来て、話せるようになりましたね。

当時の私は、眠れないし、イライラして怒るし、心臓はバクバクいうし、おまけに歩いているとお股がモソモソ。もう情けなくて悲しくて、泣けてきます。そこで、下着はともかく締めつけないもの、ワンサイズ上のものを選ぶようにしました。

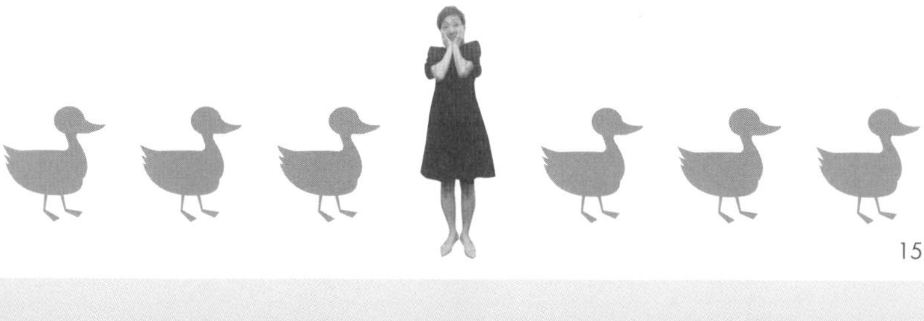

そのときから、更年期が過ぎた今も気に入っているのは**ふんどしショーツ！**　肌にやさしい素材の紐に、布がふんどしみたいに縫いつけてあるのです。「マアル」というブランドの「満月パンツ」。これまでに何枚買ったかしら。

そして、乾くのは粘膜全部。目も鼻も口も喉もです。鼻は本当にいつも乾いていました。鼻クソがいつもたまっているような感じで、気持ち悪いから、どうしても手が鼻にいってさわってしまう。

口も唾液が減ってしまって、ドライマウスがひどすぎました。口から喉まで全体が乾燥するんです。加湿器もつけてはいるんだけれど、喉が張りつくぐらい渇いて眠れないから、**飴をなめながら寝て**いました（危ない危ない！）。イベントでトークをする日は、咳き込んじゃいけないという恐怖で、1、2時間のトークの間もずっと飴を舐めていたのです。それが1日続くなら1日中！

実は60歳近くからだんだんヘモグロビンA1c（過去2カ月程度の血糖値の推移を評価した数値）が高くなってきて、糖の代謝が落ちてきたことがわかったのですが、この飴生活が少なからず関係していたはず。糖代謝の話だって講座でしていたくせに、その自分が**糖尿病の気がある**とは思っていなかったんです。それ以来、当然、飴をなめるのはやめました。とにかく唾液を増やそうと、今は唾液腺があるアゴ周辺の部分を温めたりマッサージしたりしています。

OC（低用量ピル）を飲んだりHRT（ホルモン補充療法）をやっても、それでもやっぱり乾いていました。ただ、振り返って推移を見ると、更年期の前半のほうがひどかった。今、60歳を過ぎてちょっと落ち着いて、ようやく「セーフ！」って感じです。

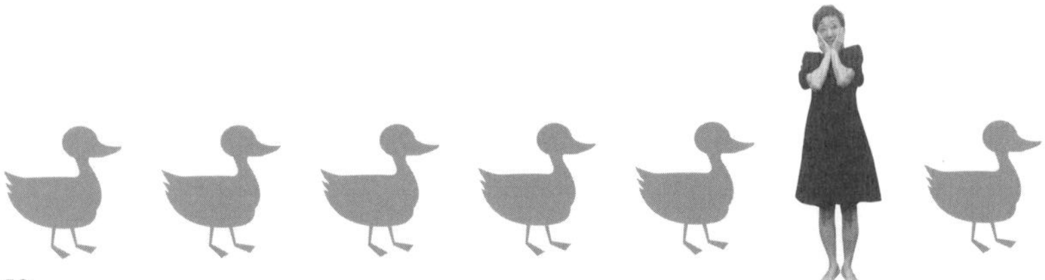

第9章

不調がラクになる！ 令和版 女性ホルモン対策

ホルモンに守ってもらえなくなる過渡期、それが更年期。
嵐のような心身の激動に対応するのも大変なのに、
仕事に介護に家族のことに…と、日々の負担も大きいときです。
だからこそ、減少する女性ホルモンに手を打たなくては！
リスクよりベネフィット（恩恵）のほうが多ければ
HRT（ホルモン補充療法）もトライする価値あり。
正しい知識を備えて、ポジティブにこの時期と向きあいましょう。

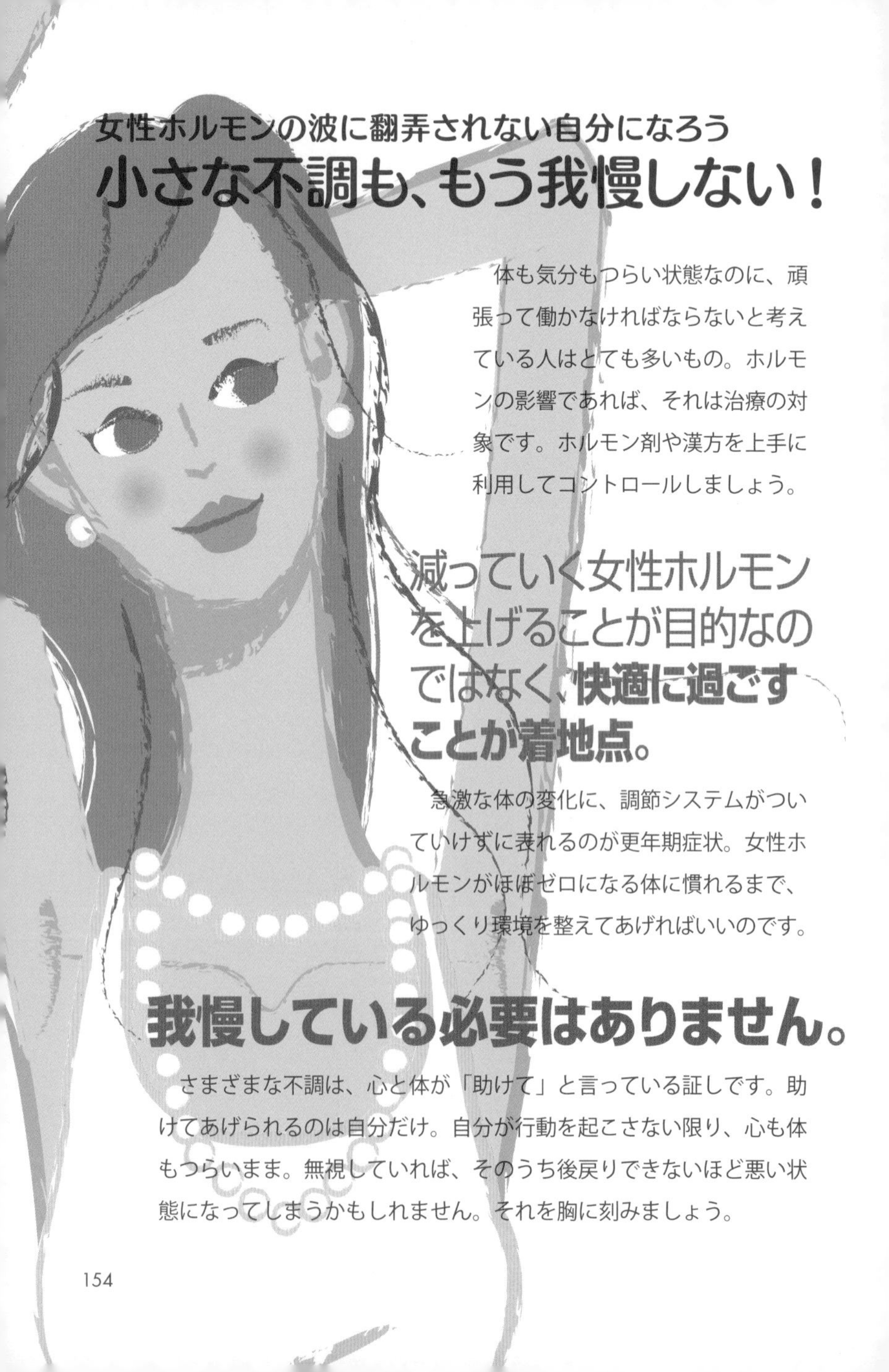

女性ホルモンの波に翻弄されない自分になろう

小さな不調も、もう我慢しない！

体も気分もつらい状態なのに、頑張って働かなければならないと考えている人はとても多いもの。ホルモンの影響であれば、それは治療の対象です。ホルモン剤や漢方を上手に利用してコントロールしましょう。

減っていく女性ホルモンを上げることが目的なのではなく、**快適に過ごすことが着地点。**

急激な体の変化に、調節システムがついていけずに表れるのが更年期症状。女性ホルモンがほぼゼロになる体に慣れるまで、ゆっくり環境を整えてあげればいいのです。

我慢している必要はありません。

さまざまな不調は、心と体が「助けて」と言っている証しです。助けてあげられるのは自分だけ。自分が行動を起こさない限り、心も体もつらいまま。無視していれば、そのうち後戻りできないほど悪い状態になってしまうかもしれません。それを胸に刻みましょう。

つらかったらHRT(ホルモン補充療法)に頼るのもいいし、漢方薬もいい。それにはまず、婦人科のドアをたたくこと。

更年期に理解のある婦人科は、悩んでいる女性のサポーター。積極的に利用していいのです。一方的に治してもらうのではなく、アドバイスをもらいながら自分の経験値を積み上げていくことが、更年期との賢いつきあい方です。

新しいホルモンの環境に体が慣れてラクになるまでは、まだしばらくかかります。嵐が過ぎ去るのを待つだけでなくできることがいろいろあるはず。

更年期は10年間も続きます。10年の間に少しずつトライして学んで、布石を打って。10年後にはレベルアップした自分、もっと素敵な自分でいられるようになりたいもの。

女性ホルモンをコントロールするには、まず女性の健康についての情報を得ること。正しい知識を味方にするのが大人の女性のやり方。

HRT(ホルモン補充療法)でも漢方薬でもサプリメントでも、女性ホルモンにかかわるケアは奥が深いものです。ドクター任せにせず、「自ら理解する」ことに意義があると心得て。

ホルモンを安定させ、快適に過ごすための選択「HRT（ホルモン補充療法）」とは？

更年期の不調を緩和するだけでなく、閉経後の人生を充実させて健康寿命を延ばすという、予防医学の観点からも注目されている治療法です。

HRT（エイチアールティ）
＝Hormone Replacement Therapy
足りない女性ホルモンを薬で補う治療のこと

減ってしまった女性ホルモンを物理的に増やすので、症状の改善だけでなく、髪や肌にも潤いが戻るという美の恩恵を受けられるメリットもあります。ただ、ホルモン量をいきなり30代の量まで増やすわけではありません。必要最小限の量を補って、ほんの少し前の状態に戻すようなイメージ。閉経前の不調には、OC（低用量ピル）が使われることもあります。

急な減少を穏やかにするHRT

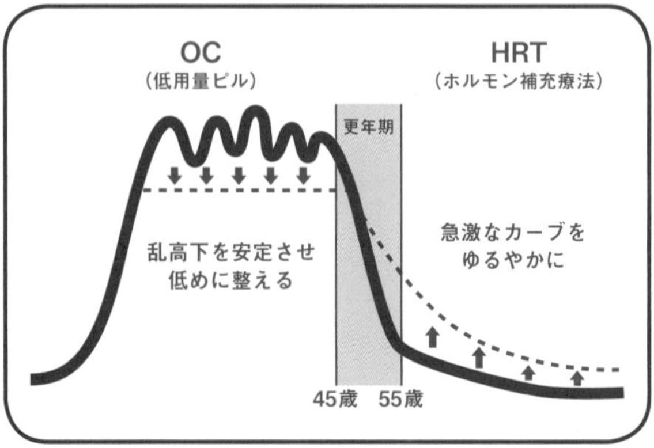

急減するエストロゲンのカーブをゆるやかにするのがHRT。補充量はほんのわずかです。一方、OCの補う量はHRTより多め。補充することで脳が安心し、ホルモンが安定します。

【OC（低用量ピル）】vs.【HRT（ホルモン補充療法）】

ピルの中でもホルモン配合量が少ないのがOC。それよりも、はるかに配合量が少ないのがHRT。これはぜひ覚えておきましょう。

	OC（低用量ピル）	HRT（ホルモン補充療法）
薬　剤	エストロゲン＋黄体ホルモンの2種混合	エストロゲン（＋黄体ホルモンの場合も）
主な対象	月経のある女性、閉経前の女性	エストロゲン量が低下した女性、特に閉経後の女性
使用目的	避妊、月経困難症・月経前症候群などの改善、月経にかかわる不調の改善、子宮内膜症の治療など	更年期の不調改善、閉経後の骨粗しょう症などエストロゲン欠乏に伴う症状の治療
作　用	エストロゲンを補うことで卵胞刺激ホルモン（FSH）が減り、卵巣からのエストロゲン量が低下。黄体ホルモンも補うため、結果として排卵しない。子宮内膜が薄くなり、経血量が少なくなって月経痛も減少、子宮内膜症の発生も減少。ふたつの女性ホルモン量の日ごとの変化が少なく安定するので、不調などが改善	不足したエストロゲンを、必要最小限補い、急激な減少による不快な症状を緩和。エストロゲン欠乏に伴う症状改善や健康管理目的。 黄体ホルモンを併用するのは、子宮がある人は子宮体がんの予防のため
補う エストロゲン量	HRTの標準量の約6～8倍 （20μg～40μg）	閉経前のエストロゲン量の1/2～1/4、またはそれ以下。人によって量はオーダーメイド
薬剤の形状	飲み薬	飲み薬・貼り薬・塗り薬・腟剤

HRTは飲む・貼る・塗る・入れるなど、タイプいろいろ！

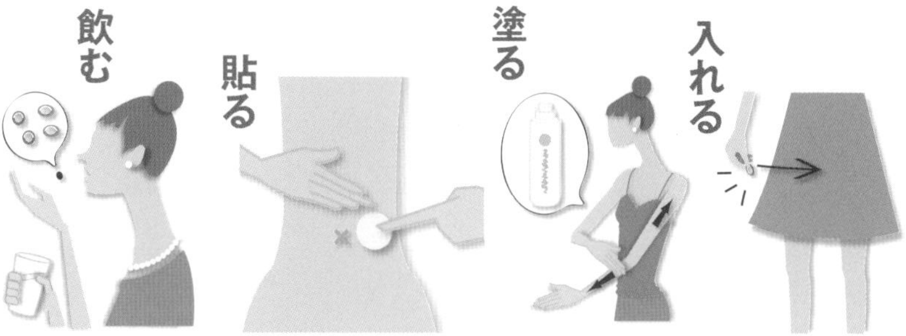

注射を打つと思っている人も多いのですが、HRTの大半は処方薬を自分で使用する治療。目的によって薬の形状も選べます。

更年期のあんな不調にもこんな不調にも！

HRTがもたらしてくれること

HRT（ホルモン補充療法）で改善される症状は個人差もあるといわれます。
専門家からの報告はもちろん、実際に治療を受けた人の体感も参考に。

HRTで緩和・改善が期待される症状
ベスト10

- 腟の乾燥感 腟炎 性交痛
- イライラやうつなどの精神症状
- だるさ 疲れやすさ 倦怠感
- 手指のこわばりや関節痛
- 睡眠障害（不眠・眠りが浅いなど）
- ホットフラッシュ のぼせ、ほてり 多汗
- 動悸 息苦しさ
- ドライマウス
- 頻尿 尿もれ
- 皮膚の乾燥感 かゆみ

実際にHRTを受けた人は、大半が効果を実感！

Q 改善された症状は？

ホットフラッシュや多汗の症状が改善された人が多い傾向に。次に頭痛やめまいなどの症状も改善されていることがわかります。

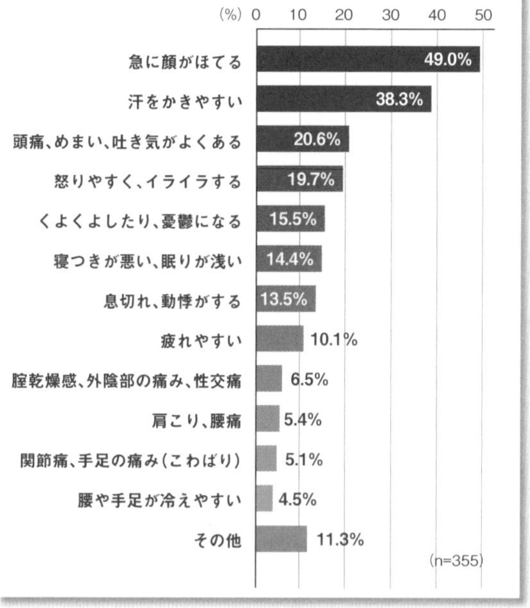

Q 更年期症状のほかに改善した点は？

心の状態がよくなったことを実感している人が最多。体の調子や肌の調子もよくなり、QOL（生活の質）が上がる結果に。

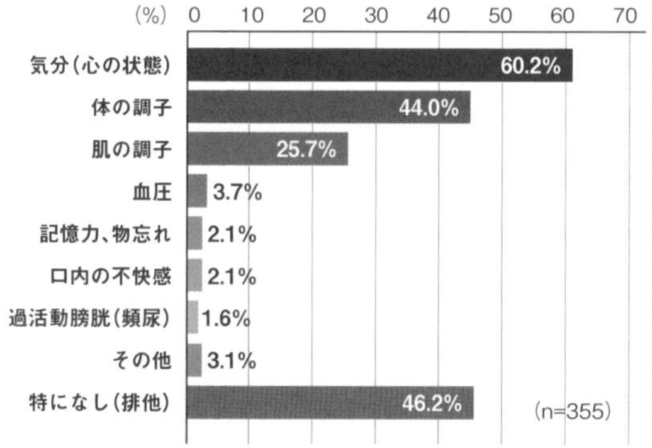

QLife「更年期障害におけるホルモン補充療法（HRT）に関する実態調査結果報告書 2015年」より

骨粗しょう症や動脈硬化、糖尿病、歯周病…

病気予防と改善に役立つHRT

つらい症状を緩和するだけでなく
血管と骨に対する効果は科学的にも証明

HRT（ホルモン補充療法）は、女性の体内にある女性ホルモンを必要な分だけプラスするという「根本治療」「原因療法」の発想から生まれたもの。治療を受けた多くの人は、更年期のつらい症状がびっくりするほど改善しています。また、それ以上のベネフィットがあることがわかってきたため、病気予防として治療を受けることも推奨されています。

HRTによって見込まれるメリット

- **骨粗しょう症**の予防と改善
- **コレステロール**のバランスを整える
- **動脈硬化**予防
- **糖尿病**の予防（血糖値改善）
- **血圧**変動をさせない
- **膀胱炎・尿路感染症**の予防
- **歯周病**の予防と改善

HRTのメリットや安全性に関しては、国際閉経学会などで長い間議論されてきました。国内では2009年から日本産科婦人科学会と日本女性医学学会が「ホルモン補充療法ガイドライン」を監修・編集。国内外の長期データと科学的根拠に基づき、HRTの指針をまとめています。2017年版では特に動脈硬化、骨粗しょう症などの予防・改善効果が明確にされています。

密接な関係がある「骨粗しょう症」と女性ホルモン

骨の代謝には女性ホルモンが深くかかわっています。必要以上に骨が溶け出さないように作用し、骨量を維持するのです。40歳以上の女性に骨密度検査が推奨されるのはそのため。女性ホルモンが減り、急に骨がもろくなる骨粗しょう症を予防する目的です。HRTは骨代謝を盛んにして骨を丈夫にしてくれます。更年期以降の女性はちょっと転んだだけで骨折し、寝たきりの原因になるので、HRTはその予防効果も期待されています。

閉経前後の骨密度の変化

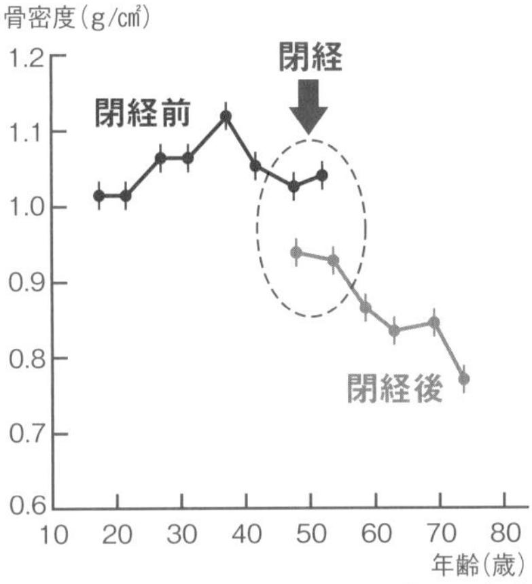

Soda M et sl.:J Bone Miner Res 8(2) : 183-189(1993)

HRTの骨折防止効果

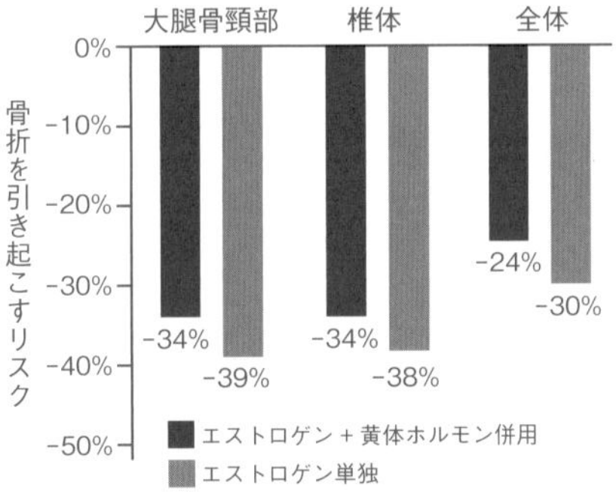

Writing Group for the Women's Health Initiative Investigators. JAMA 288:321+333(2002) および JAMA 291:1701-1712(2004) を参考に作成

MEMO

HRTは「美容にも効く」というけれど?

肌の向上を実感する人は多く、人の臨床データでも皮膚のコラーゲン量が増えたり、きめこまやかさや弾力性が改善することがわかっています。ただ、日本では、健康保険制度の目的が病気の治療に限られるので、医療機関では美容を目的にHRTを処方することができないので気をつけて。自費診療の場合にはその限りではありません。

更年期の症状があれば誰でも受けられる?

HRTができる人・できない人

HRTに積極的な婦人科を探すことから

一人ひとりの状態や症状に合わせて慎重に進められるHRT。症状があっても、無条件に処方してもらえるわけではないので注意が必要です。例えば、がんが潜んでいることを知らずにHRTを受けると、がん細胞の増殖を促進する恐れもあります。また、更年期医療に詳しい医師であれば、たいていHRTには積極的ですが、大病院や、産科と婦人科が一緒になっている施設では実施していないことも。その人の状態をきちんと把握するために、問診やカウンセリングに多くの時間がかかるためです。HRTを希望する場合は、その医療機関で実施しているかどうかを事前に確認しましょう。

HRTを実施している医療機関の目安は?

- HRTに詳しい医師が在籍している
- 「更年期外来」を掲げている
- 更年期医療関連学会や団体に所属している(*)
- カウンセリングに時間を割いてくれる
- 外来患者に更年期世代の女性が多い
- HRTについての問い合わせに親切に教えてくれる
- 公式Webサイトなどで、更年期や女性ホルモンについて詳しく語られている

*「日本女性医学学会」「NPO法人 女性医療ネットワーク」「NPO法人更年期と加齢のヘルスケア」などの認定医、登録医。

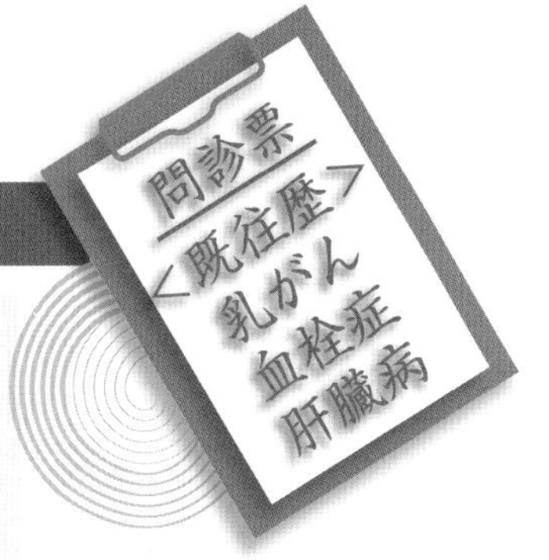

●HRTが受けられない人

- 乳がんの経験者、または治療中
- 子宮体がんほか、何らかのがんを治療中
- 血栓症、塞栓症になったことがある
- 重い肝臓の病気がある

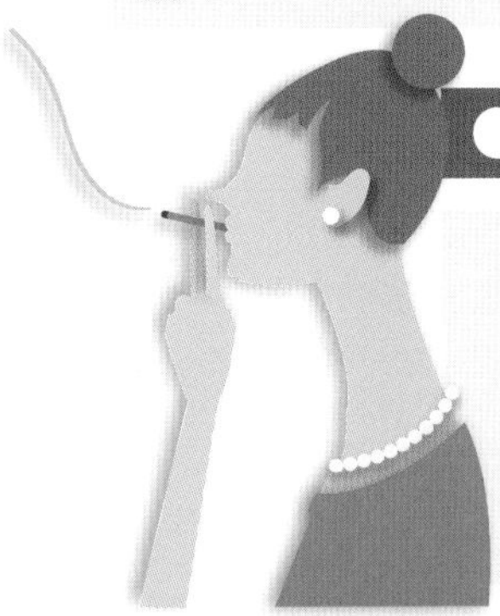

●場合によっては受けられない人

- 喫煙者
- コントロールできていない糖尿病や高血圧
- 乳がん、子宮がん、卵巣がんの手術を受けたことがある

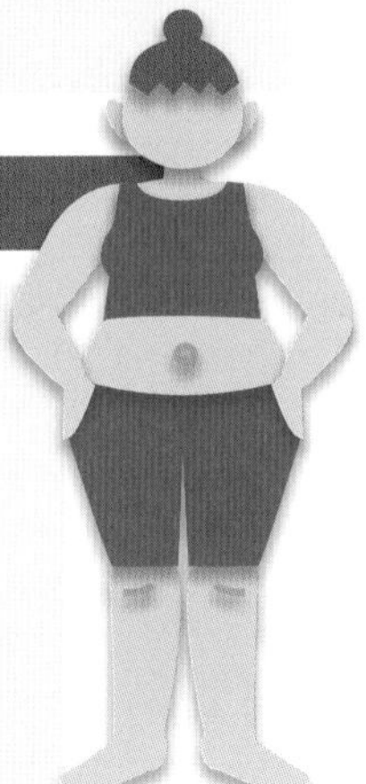

●受けるのに注意が必要な人

- 肥満／BMI（＊）が25.0以上の人
- 60歳以上、または閉経後10年以上たっている
- 血栓症のリスクがある
- 高血圧、糖尿病
- 肝機能障害・慢性肝疾患
- 胆のう炎および胆石症
- 重症の高トリグリセリド血症
- 片頭痛、てんかん
- 子宮筋腫・子宮内膜症・子宮腺筋症にかかったことがある
- 原因のわからない不正出血がある

＊BMI＝体重（kg）÷身長（cm）÷身長（cm）

不調で悩む人の救世主なのに普及しないのは？

日本がHRT後進国の理由

欧米諸国では常識

日本でのHRTの普及率は、先進諸国と比べると驚きの低さ。アジアの中でも格段に遅れています。「不自然なことはしなくていい」という国民性に加え、更年期医療の認知度が低い日本では、報道のされ方もネガティブイメージ。根拠のない偏見をもつ人が多いためといわれています。

HRT普及率の各国比較

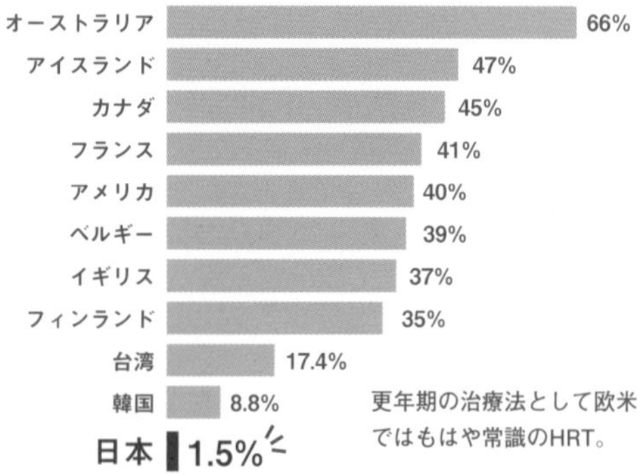

作成：2008年 NPO法人 女性の健康とメノポーズ協会 有馬牧子
（参考資料 V.Lundberg et al, Maturitas 48（2004）39-49、小山嵩夫 2002）

HRTについてどう思いますか？

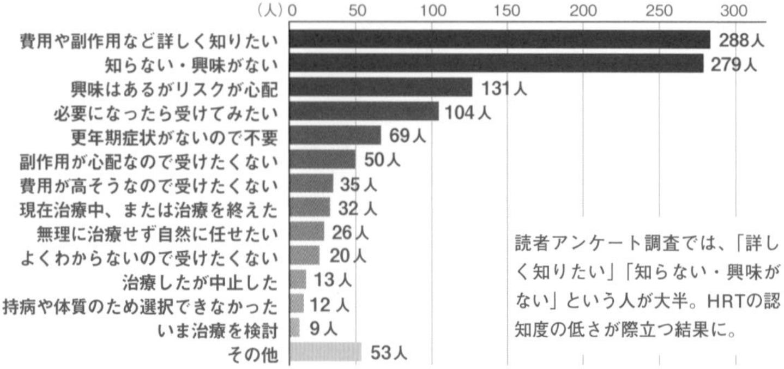

集英社『MyAge』および『OurAge』読者アンケート調査より（2020年4月実施／回答1154名、平均年齢48.7歳）

HRTに対する偏見の始まりは なんと、メディアの報道だった!?

日本でHRTの普及が遅れている大きな原因、そのきっかけは米国WHI（Women's Health Initiative）の2002年の研究報告です。日本の新聞各紙が「HRTで乳がんが増える！」とセンセーショナルに報道したり、「HRT＝乳がん」という大げさな解釈を流したメディアもあり、一般人はおろか医療関係者にまで「HRTは危ない」というイメージがインプットされてしまったのです。

もとは「HRTを5年未満続けても乳がんの発症率は変わらない。5年以上続けた場合、乳がん発症率が1年間で1.26倍に上がる（＝1万人につき30人→38人に増える）」との結論。家族に乳がんの人がいるほうのリスクは2倍以上なので、HRTはそれよりずっと低いデータでした。

しかも、その調査に協力した約1万6000人の女性は、平均年齢63歳、喫煙率50％、肥満率や高血圧率も高く、一般的なHRTの使用条件（40代半ば～50代の健康な女性）とは大きくかけ離れていました。もともと乳がんのリスクが高い人が対象だったわけです。そうした検証をすることなく報道した日本のメディアの責任はとても重いといえるでしょう。

その後、さまざまな専門機関で検証が行われ、2016年、内分泌や女性医学に関連する7つの国際学会が共同で、HRTに関する総意書を発表しました。それは「乳がんリスクに及ぼすHRTの影響はとても小さい」とするもの。「1000人の女性に1年間HRTを行っても、乳がんが増加するのは1人未満。それは生活習慣、肥満、アルコール摂取などによるリスク上昇と同等か、それ以下。またHRTを中止すると乳がんのリスクは低下する」と明記されています（Climacteric 2016；19：313-5）。

もちろん、もしHRTを希望する場合は、何も不安がないように医師と事前によく相談を。何より正しい知識をもち、「私自身が自分で選択したんだ」と自覚することが大切です。

リスクは上がるの？ 下がるの？ 真実に迫る！

HRTとがんリスク＆がん予防

とはいえ、やはり婦人科がんのリスクが気になるHRT（ホルモン補充療法）。
本当のところはどうなの？　近年の検証でいろいろなことがわかってきました。
最新のHRTガイドラインに記されていることを確認してみましょう。

HRTと乳がん

前述のとおり、乳がんの発症リスクについてはさまざまな角度から検証され、現在は「発症リスクは1000人あたり1人以下にすぎず、HRTをやめればリスクは低下する」という内容に変更されています。HRTガイドラインによれば、「エストロゲン剤を単独で使用するHRTでは、7年未満の実施であれば乳がんリスクは上がらない。7年以上継続してもリスクが上がるまでには10年以上かかると考えられる。しかしそれは生活習慣などによるリスクと同じかそれ以下」とのこと。最近では、エストロゲンと乳がんリスクに関するメタ解析が行われ、有意差はなかったとも報告されています。

また、乳がんリスクは、併用する黄体ホルモン剤によって異なることもわかってきています。合成の黄体ホルモン剤ではエストロゲン剤単体を投与した場合と差がないものの、経口の天然型プロゲステロン剤（現在、国内で治験中）では、リスクが上がらないとされています。

1000人に1人の乳がんを多いと見るか「あまり変わらないからやってみたい」と思うかは人それぞれ。1年に1回乳がん検診をきちんと受けることで、5年以上のHRT継続も十分可能です。ただ、乳がんの遺伝リスクには注意が必要。母親や実姉妹に乳がんにかかった人がいる場合、もともとリスクが高い可能性があるので医師とよく相談することをおすすめします。

HRTで、リスクが下がるがんもある！

HRTは、婦人科がん以外のがんを予防する可能性があるとのこと。「ホルモン補充療法ガイドライン2017年版」では、「胃がんのリスクを低下させる可能性がある」「併用療法では大腸がんのリスクを低下させる」「食道がんのリスクを低下させる」の記述があります。しかもリスクを上昇させる可能性が否定できないとされていた肺がんについては大きく変わり、「肺がんリスクを低下させる可能性がある」という見解に。

胃がん　大腸がん　食道がん　肺がん

HRTと子宮体がん

手術などで既に子宮がない人は、当然、子宮がんのリスクはありません。子宮がある人がエストロゲン剤を単独で長期間（半年以上）使用すると、子宮内膜が厚くなり続け、子宮体がんのリスクが上がることはよく知られています。黄体ホルモンを併用し、そのリスクを下げることはHRTの基本。その併用に関しても、持続的な投与法のほうが周期的な併用投与法より子宮体がんのリスクが低い（投与方法についてはP173参照）とされています。

HRTと子宮頸がん

子宮頸がんの中でも「扁平上皮がん」の発症リスクにはHRTは関係しませんが、「腺がん」に関しては、5年以上の継続でリスクが上がる可能性があるという見解が示されています。

HRTと卵巣がん

卵巣がんについてのリスクは、HRTの継続使用期間が長いほどリスクが上がるという報告がされています。がんの組織型別の発症リスクに差があり、リスク上昇がみられない場合もあるとの見解。

医師と相談しながら進めたい！

HRTを受けるまでの流れ

1. 医療機関・クリニックへの予約

まずはHRTを実施しているかどうかを事前に確認。保険適用か自費診療なのかも確認しましょう。自分が治療を受けられるかどうかは診察や検査の結果次第。受診前には判断できないので注意して。

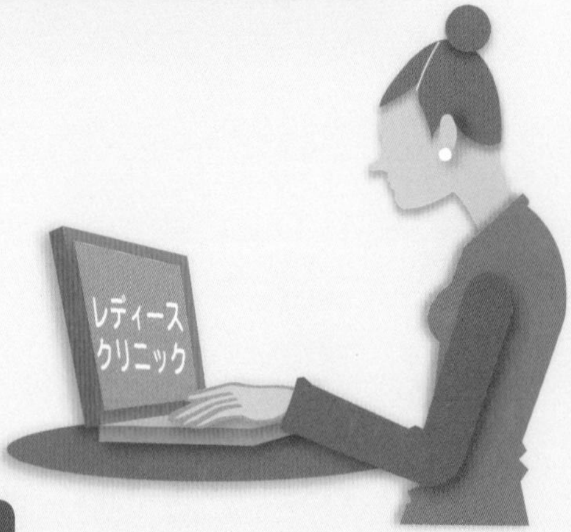

2. 受診・問診

初診では、問診票への記入や医師による聞き取りが行われます。つらいのが更年期の症状であるかどうかはこの問診や検査によって判断。検査によっては別の医療機関を紹介されることも。

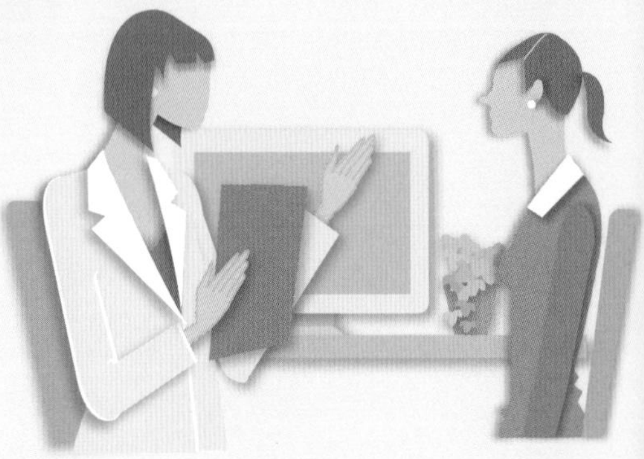

初診までに整理しておくこと

- ●気になる症状の情報（いつからどのように）
- ●月経の周期や月経期間（最終月経の開始日も）
- ●これまでかかったことがある病気
- ●家族の病歴（特に婦人科がんは詳細に）
- ●現在飲んでいる薬・サプリメント
- ●直近の健康診断や人間ドックの検査結果（乳がん検診など婦人科検診は特に詳細に）

全国の医療機関で使われている 更年期指数（SMI）

各項目でひとつ○印をつけて右の欄に点数を入れ、合計点を出しましょう。
＊強度の目安／強＝日常生活に差しさわりがあるほどつらく、今すぐなんとかしたい。
中＝我慢はできるが、なんとかしたい。弱＝症状は感じるが、我慢できる程度。無＝感じない。

症状	強	中	弱	無	点数
①顔がほてる	10	6	3	0	
②汗をかきやすい	10	6	3	0	
③腰や手足が冷えやすい	14	9	5	0	
④息切れ、動悸がする	12	8	4	0	
⑤寝つきが悪い、または眠りが浅い	14	9	5	0	
⑥怒りやすく、すぐイライラする	12	8	4	0	
⑦くよくよしたり、憂うつになることがある	7	5	3	0	
⑧頭痛、めまい、吐き気がよくある	7	5	3	0	
⑨疲れやすい	7	4	2	0	
⑩肩こり、腰痛、手足の痛みがある	7	5	3	0	
				合計点	

【自己採点の評価】
0～25点：上手に更年期を過ごしています。年に1回は検診を
26～50点：食事、睡眠、運動など気をつけて無理のない生活を
51～65点：医師の診察を受け、生活指導、カウンセリング、薬物療法を
66～80点：長期間（半年以上）の計画的な治療が必要
81～100点：各科の精密検査を受け、長期的・計画的な治療が必要

3. 必要に応じた検査

既に済ませている検査は、結果表があれば新たにしなくてもOK。その日に検査結果が出ることは難しいので、症状がつらい場合はお試しで1、2カ月分処方してもらえることも。

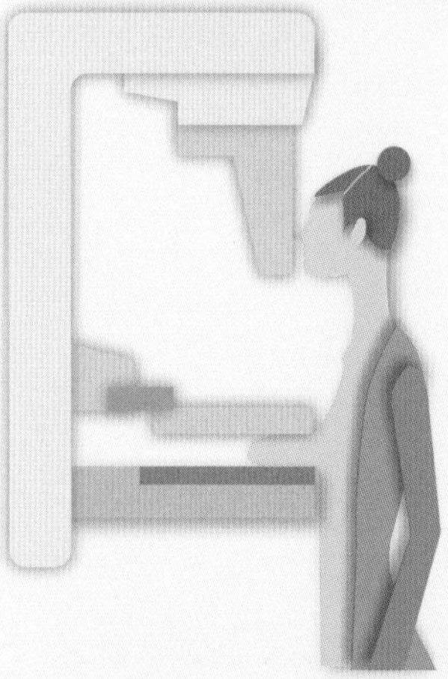

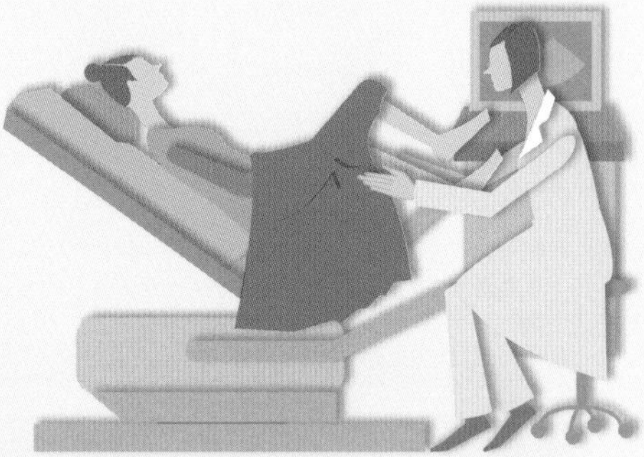

4. 再診：HRTの使用決定＆処方

検査結果に問題がなければ、HRT治療を本格的に検討。副作用や病気のリスクについて、きちんと安心できるまで説明してもらいましょう。納得できたら、医師と相談して投与方法や薬剤を選びます。

5. 定期検診・継続

再診では症状の改善状況などを確認。場合によっては処方が変わることもあります。その後は3カ月に一度、定期的に受診を。年1回は、初回と同じ婦人科検診や血液検査を実施するのが、HRTの基本です。

主な検査

●乳がん検診（マンモグラフィ＋超音波エコー、触診）
●ホルモン値（女性ホルモン関連、甲状腺ホルモン）
●子宮・卵巣検診（内診、細胞診、経腟超音波［エコー］／子宮体がん、子宮頸がん、卵巣がん、子宮筋腫、子宮内膜症など）
●コレステロール値、中性脂肪、肝機能、貧血などの基本検査
●その他、血圧、骨密度など必要に応じて

更年期かどうかを知る女性ホルモン検査

E2（エストロゲン／エストラジオール）
単位：pg/mℓ

検査時期	基準値
卵胞期	19.0～226.0
排卵期	49.0～487.0
黄体期	78.0～252.0
更年期	**30.0以下**

LH（黄体形成ホルモン）
単位：mIU/mℓ

検査時期	基準値
卵胞期	1.8～10.2
排卵期	2.2～88.3
黄体期	1.1～14.2
更年期	**5.7～64.3**

FSH（卵胞刺激ホルモン）
単位：mIU/mℓ

検査時期	基準値
卵胞期	3.0～14.7
排卵期	3.2～16.6
黄体期	1.5～8.5
更年期	**35.0～157.8**

※検査の基準値は検査会社によって異なります。

投与方法＆薬剤などの選択

なぜその薬剤を使うのか、なぜその方法なのか、マイナートラブルにはどんなものがあるかなどをきちんと確認。投与方法についてはP172～173を参考に、薬剤の種類についてはP174～175を参考に。

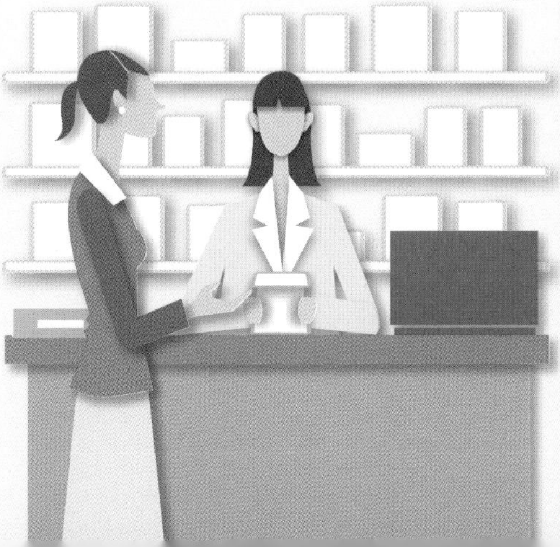

あなたの投与方法をシミュレーション

HRTの使用パターンは?

HRT(ホルモン補充療法)にはいくつかの方法があります。症状や子宮を摘出しているかどうか、閉経の状況などさまざまなことを考慮して決定。メインは「エストロゲン剤」ですが、子宮がある人は子宮体がんのリスクを抑えるために「黄体ホルモン剤」を併用するのが基本です。

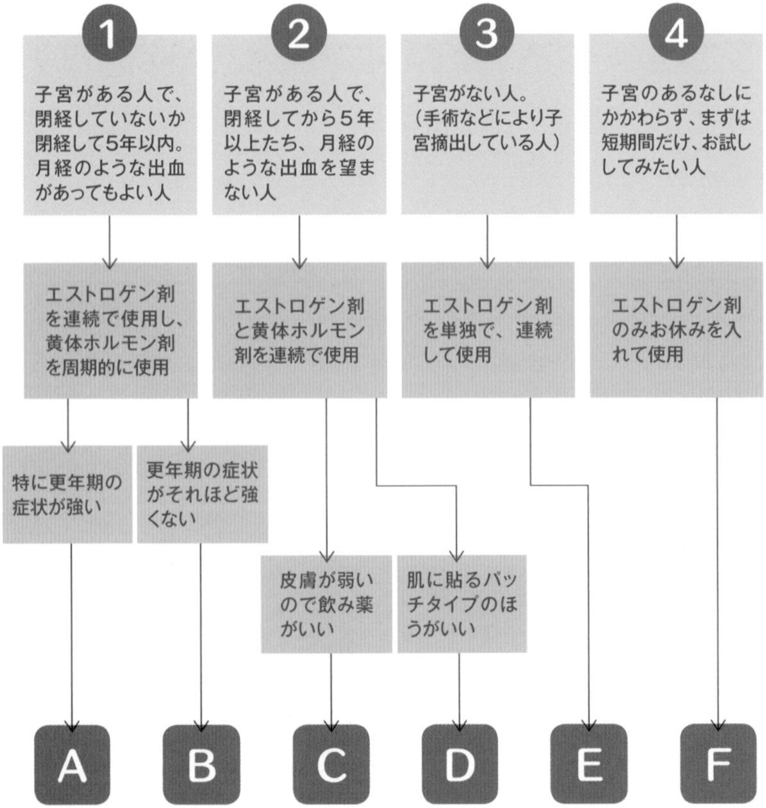

【A～Fの使用パターンは右ページへ】

● 子宮のある人：エストロゲン剤＋黄体ホルモン剤を併用

A 持続的＋周期的使用

本来のホルモン分泌に近い投与法。エストロゲン剤を単独で使い、月の後半に黄体ホルモン剤を併用。たいてい出血が定期的に起こるため、閉経前後で、特に更年期症状の強い人に。

B 周期的使用

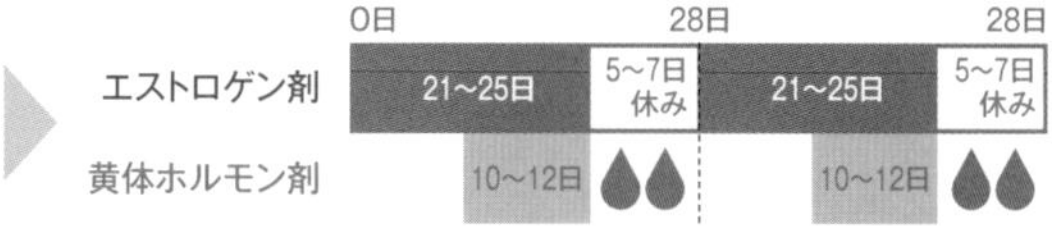

エストロゲン剤を使用し、途中で黄体ホルモン剤を併用、その後は休薬。月経と同じように出血が起こるため、主に閉経に向かっている人や閉経して間もない人向き。

C 持続的併用

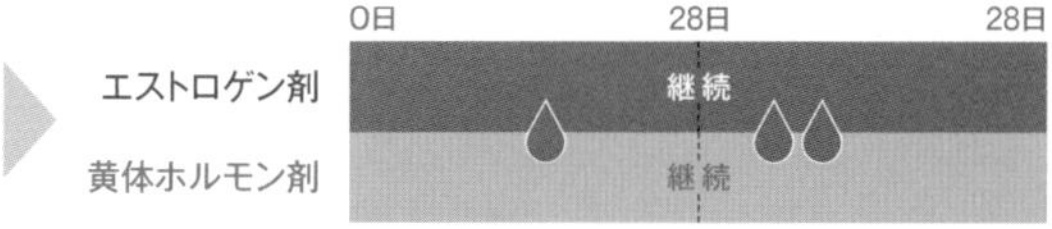

エストロゲン剤と黄体ホルモン剤を毎日連続して併用。半年ほどは不定期に出血があるものの、徐々に出血もなくなるため、閉経から時間のたった人向き。

D 持続的併用

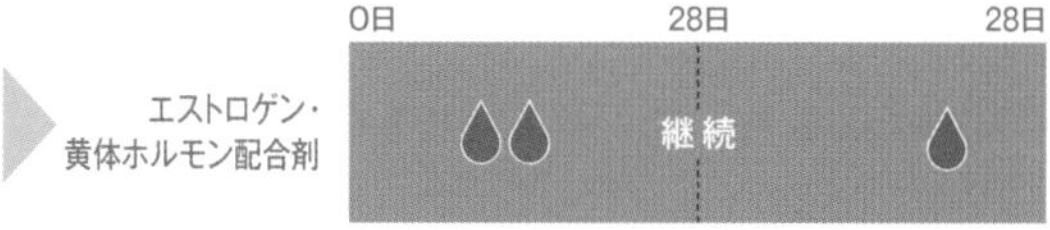

エストロゲンと黄体ホルモンが一緒に入った、皮膚に貼るパッチタイプの配合剤も一般的。Cの方法と同じく、最初は時々出血が起こっても、徐々になくなります。

● 子宮のない人や1〜2カ月試したい人：エストロゲン剤の単独使用

E 持続的使用

手術により、子宮を摘出している場合は子宮がんのリスクがないため、エストロゲン剤を単独で使用。子宮がないので出血も起こりません。

F 周期的使用

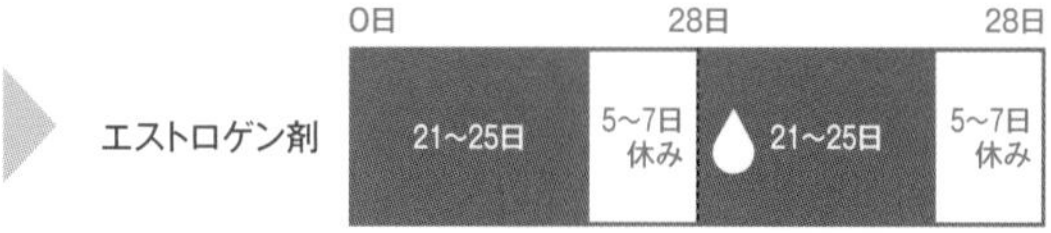

子宮があり、試しに1〜2カ月間使用してみる場合はエストロゲン剤が単独で使われ、効果をテスト。不定期に出血することも。黄体ホルモンによる不調が回避できます。

成分や用量、使い方もこんなにいろいろ

HRTで使われる薬の種類

HRTとして用いられる薬剤は3つ。主役のエストロゲン剤のほか、サポート役の黄体ホルモン剤、エストロゲン＆黄体ホルモンの配合剤があります。

日本でHRTによく使われている処方薬

	剤形		有効成分	製品名	用量・用法
エストロゲン剤	飲む（錠剤）		結合型エストロゲン	プレマリン	0.625㎎/1日1錠（通常量）
			エストラジオール	ジュリナ	0.5㎎/1日1錠（低用量）
					1.0㎎/1日2錠（通常量）
			エストリオール	エストリール、ホーリン	0.1～2㎎／1日1～2錠（通常量）
	経皮吸収剤	貼る（パッチ）	エストラジオール	エストラーナテープ	0.72㎎/1回1枚、2日毎に貼付（通常量）
		塗る（ジェル）	エストラジオール	ディビゲル	1.0㎎/1日1包（通常量）
				ル・エストロジェル	1.08㎎/1日2プッシュ（通常量）
					0.54㎎/1日1プッシュ（低用量）
		挿入（膣剤）	エストリオール	エストリール、ホーリンV	0.5～1㎎/1日1～2錠（低用量）

	剤形	有効成分	製品名	用量・用法
黄体ホルモン剤（プロゲステロン剤）	飲む（錠剤）	酢酸メドロキシプロゲステロン	プロベラ、ネルフィン、プロゲストン、メドキロン	2.5㎎/1日1錠（持続的併用時） 5～10㎎/1回1錠1日2回（周期的併用時）
			ヒスロン	5㎎/1日1錠
		ジドロゲステロン	デュファストン	5㎎/1日1錠（持続的併用時） 10㎎/1回1錠1日2回（周期的併用時）
	子宮内に留置	レボノルゲストレル	ミレーナ	52㎎/1システム（一度入れたら5年間そのまま）

	錠形	有効成分	製品名	用量・用法	
エストロゲン・黄体ホルモン配合剤	飲む（錠剤）	エストラジオール／レボノルゲストレル	ウェールナラ	エストラジオール：1.0㎎	1日1錠（通常量）
				レボノルゲストレル：0.04㎎	
	貼る（パッチ）	エストラジオール／酢酸ノルエチステロン	メノエイドコンビパッチ	エストラジオール：50μg	1回1枚、週2回貼付（通常量）
				酢酸ノルエチステロン：140μg	

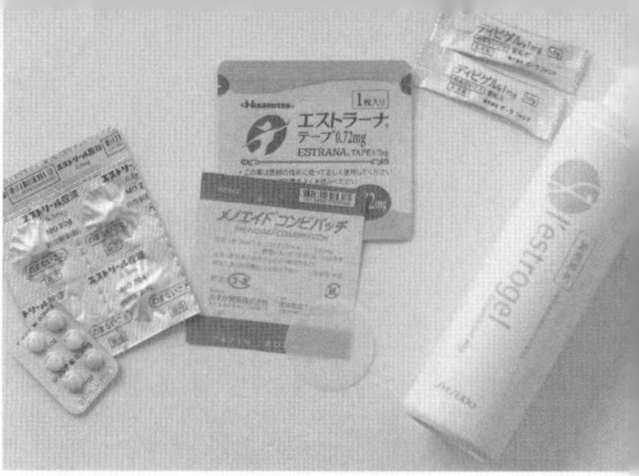

用量や使い方も選べるHRTの薬剤。飲み薬、皮膚に貼るパッチ、膣に入れる膣剤、皮膚に塗るジェルなど。現在、天然型の黄体ホルモン剤が治験中です。

健康保険は使える？薬代はいくら？

更年期の症状であればほとんど健康保険が適用になります。診察料、検査料を別にすると、1カ月の薬代は1,000〜3,000円程度。乳がん検診や子宮がん検診をしていない人は初回の検査代を考慮して。

貼り薬や塗り薬は飲み薬とどう違う？

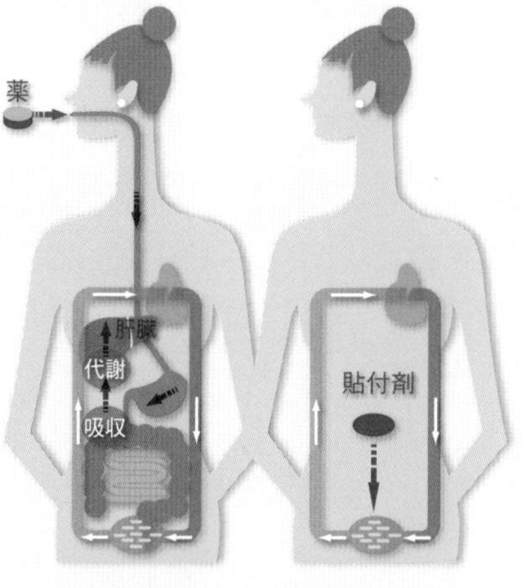

貼る・塗るタイプは、胃腸を通さず皮膚から直接血液中へ吸収されるので、胃腸や肝臓の弱い人向き。決められた日に決められた場所に貼る・塗るというルーティンが苦手な人には向かない場合も。

MEMO

実は薬局で買えるホルモン剤も！

ホルモン補充の感覚に慣れるには、第2類医薬品として市販されているエストロゲンのクリームなどから試してみるのも手。皮膚の薄いところに塗って効果を見ることができます。近くのドラッグストアにない場合はネット通販でも購入可能。

男性ホルモンを補充する「グローミン」と女性ホルモンのほうは「バストミン」。どちらも皮膚に塗りやすいクリームタイプ。

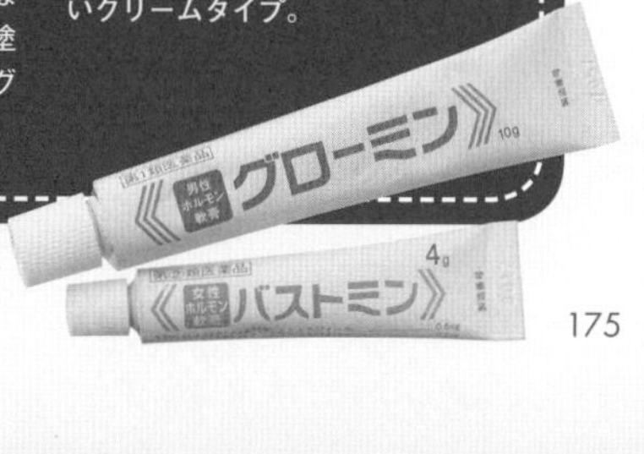

まだまだわからないこと、一気に解決！

HRT（ホルモン補充療法）Q&A

使用の条件など難しい部分もあって、なかなか理解できていないことも多いHRT。安心してHRT治療を検討できるよう、正しい知識をもちましょう。

Q 子宮筋腫があっても受けられる？

可能です。子宮筋腫はエストロゲンが関与しているため、HRTは少なめあるいは短期間で。筋腫の大きさに注意しながらホルモンの量を減らし、筋腫への影響を極力少なくします。症状があるなど、しないほうがいい場合もあるので医師と相談を。

Q 漢方薬と併用してもいい？

漢方薬との併用はごく普通のことで、推奨している医師も多くいます。HRTと漢方薬の作用の仕方はまったく別なので、組み合わせも自由です。漢方薬にも詳しい医師であれば、なお安心（詳しくはP182参照）。

Q どれくらいで効果が表れる？

症状に個人差があったり、薬の種類や投薬法にもよるので一概には言えません。1日～数日でピタッと症状が治まる人もいれば、1～2週間かかる人も。いくつか症状を抱えている人は、すぐよくなる症状と、なかなかクリアできない症状があるようです。

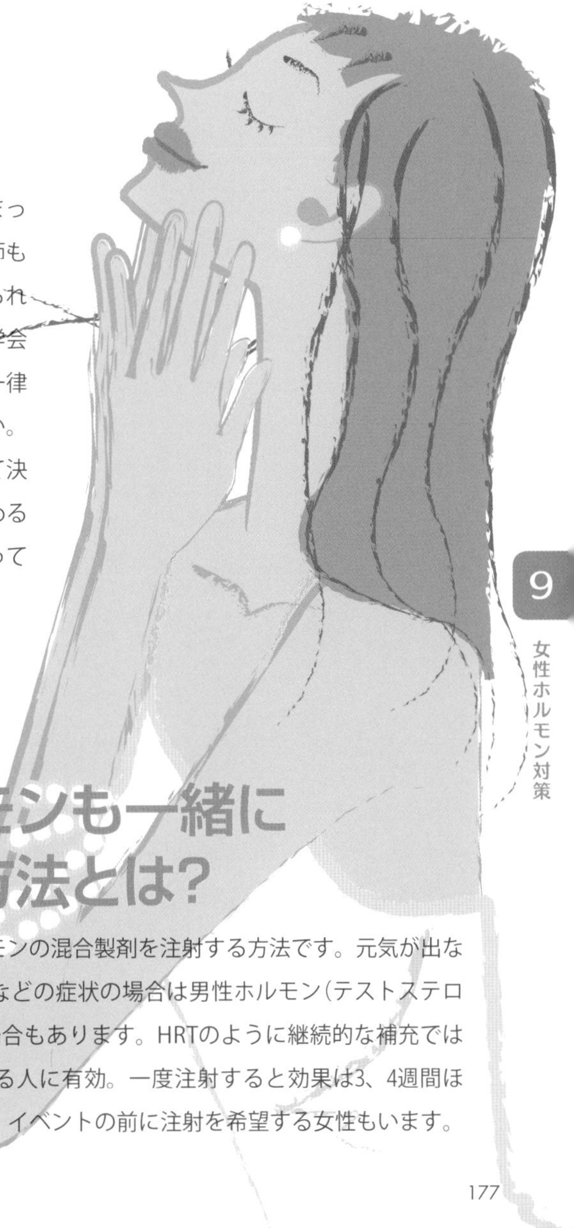

Q
使用期間は5年が目安?

「使用期間は5年までと決まっている」などと告げる医師もいますが、実際には決められてはいません。国際閉経学会では「HRTの投与期間に一律な制限を設けてはならない。個々の症例ごとに検討して決める」としています。やめる時期も医師とよく話し合って決めましょう。

Q
男性ホルモンも一緒に補充する方法とは?

女性ホルモンと男性ホルモンの混合製剤を注射する方法です。元気が出ない、意欲が低下しているなどの症状の場合は男性ホルモン(テストステロン)のほうが効果がある場合もあります。HRTのように継続的な補充ではなく、即効性を求めている人に有効。一度注射すると効果は3、4週間ほど。出張や海外旅行など、イベントの前に注射を希望する女性もいます。

Q HRTで太るというのは本当？

そうとは限りません。痩せる人もいます。HRTが太るというのは、昔のピルのイメージと混同されているからではないでしょうか？　使用されるホルモンの種類も、配合されている量もピルとは違うので心配はいりません。ただ黄体ホルモン剤を併用する方法では、黄体ホルモンの使用時期にむくみが出ることも。その場合は、黄体ホルモン剤の種類を替えることで、むくみを軽減することもできます。

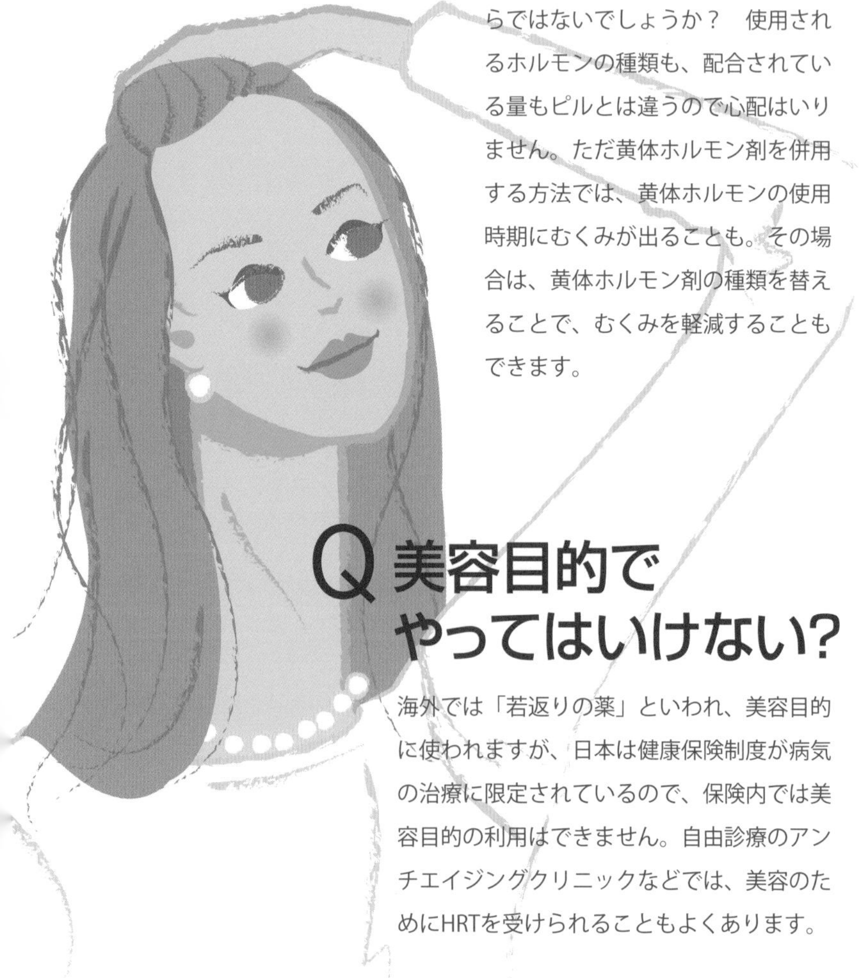

Q 美容目的でやってはいけない？

海外では「若返りの薬」といわれ、美容目的に使われますが、日本は健康保険制度が病気の治療に限定されているので、保険内では美容目的の利用はできません。自由診療のアンチエイジングクリニックなどでは、美容のためにHRTを受けられることもよくあります。

Q 副作用やマイナートラブルはないの？

HRTの使い始めにちょっとした症状が出る人がいます。出血や、乳房のハリや痛み、おりもの、むかむかや吐き気、お腹のハリなど。これらの多くは薬の頻度や量を調節して改善できるか、体がホルモン剤に慣れていくうちに解消されるのが普通です。薬のタイプやホルモンの量にも関係するので、気になる症状がある場合は主治医に相談を。皮膚から吸収するホルモン剤に変更したり、量を調節するなどで防ぐこともできます。

Q HRTで不正出血する？

エストロゲンに加えて黄体ホルモンを一定期間だけ使うのは、定期的に出血させ、予定外の出血は起こさないための方法。一方、両方を同時に継続して使うと、半年ほどは予定外の出血がありますが、徐々になくなっていきます。こうした出血は問題のない出血です。

MEMO

HRT薬剤での出血「破綻《はたん》出血」vs.「消退出血」

エストロゲン、黄体ホルモンの継続使用による出血を「破綻出血」といいます。子宮内膜がたまってあふれてきた状態です。これに対し、黄体ホルモンが低下するときに内膜が剥がれて出血するのを「消退出血」と呼びます。人工的に消退出血を起こさせる――つまり黄体ホルモンを使って内膜を〝お掃除する〟ことで、子宮体がんのリスクが減らせます。HRTでの出血は普通のことなのです。

Q HRTの効果を感じないこともある？

HRTで症状が改善されるのは、症状の原因が女性ホルモン不足だった証し。補充したのに効果がなかったということは、症状の出ている原因がほかにもあることが考えられます。薬の量や投薬法などを含め、医師とよく相談して方針を決めるのが賢明です。

Q 診察なしでHRTの薬だけ処方してもらえないの？

残念ながらできません。HRTは診察と検査ありき。最初の問診と検査で難しいと判断された場合には処方されず、別の方法をとることもありえます。定期的な検診と診察のうえ、医学的な管理下で処方されるのがHRTと覚えておきましょう。

Q 60歳すぎてから始めてはいけない？

そういうわけではありません。「閉経後10年未満もしくは60歳未満にHRTを開始すると、心疾患発症リスクが下がり予防効果が見られる」とされているので、なるべく早く始めたほうがいいということ。60歳以上でまだ更年期症状がある人も少なくなく、明らかに適応になります。

Q 閉経前から始められる？やめるタイミングはいつ？

エストロゲン欠乏による症状が出ているなら、閉経前でも始めることができます。例えば、卵巣を摘出した人や早発閉経した30代の人でも可能。また、症状が改善されたら治療はいつでもやめることができ、また必要になったときに再開することもできます。ただし、自己判断でやめると、ホルモンバランスを崩してかえって体調が悪化することもあるので注意が必要。やめるタイミングも、必ず医師と相談して決めるようにしましょう。

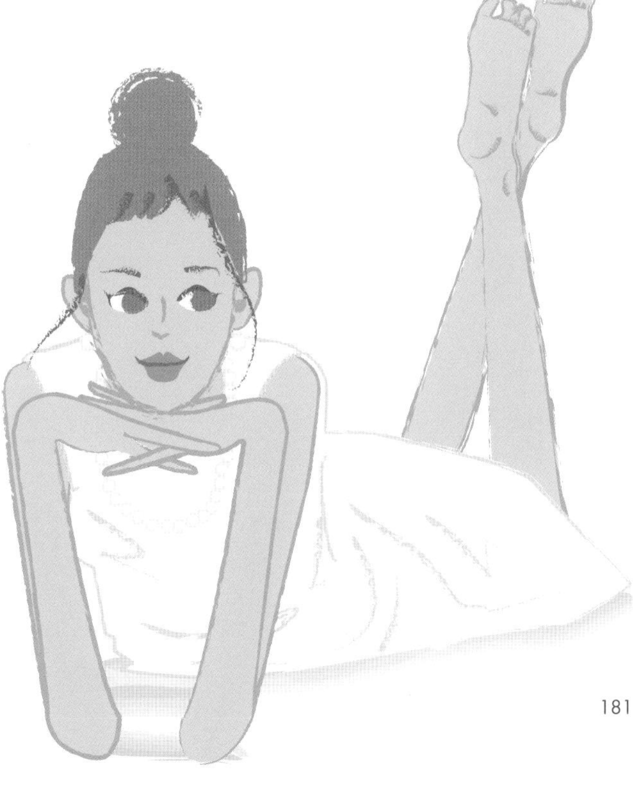

健康保険が適用になり、利用率も高まっている！

頼りになる「漢方薬」の底力

「気・血・水(き・けつ・すい)」から原因を探る東洋医学の視点

昔から更年期症状の治療に使われてきた漢方薬。HRTか漢方で迷う人もいますが、併用しても全然かまいません。漢方には「気《き》」「血《けつ》」「水《すい》」の概念があり、これらのバランスが悪くなって不調が表れると考えます。さらに一人ひとりの「証《しょう》(体質や体調)」を見極めて薬を決めるので、医師の見立てがいちばん重要。同じような症状でも薬が違うことが多々あります。

【気・血・水のバランスを整えて健康に】

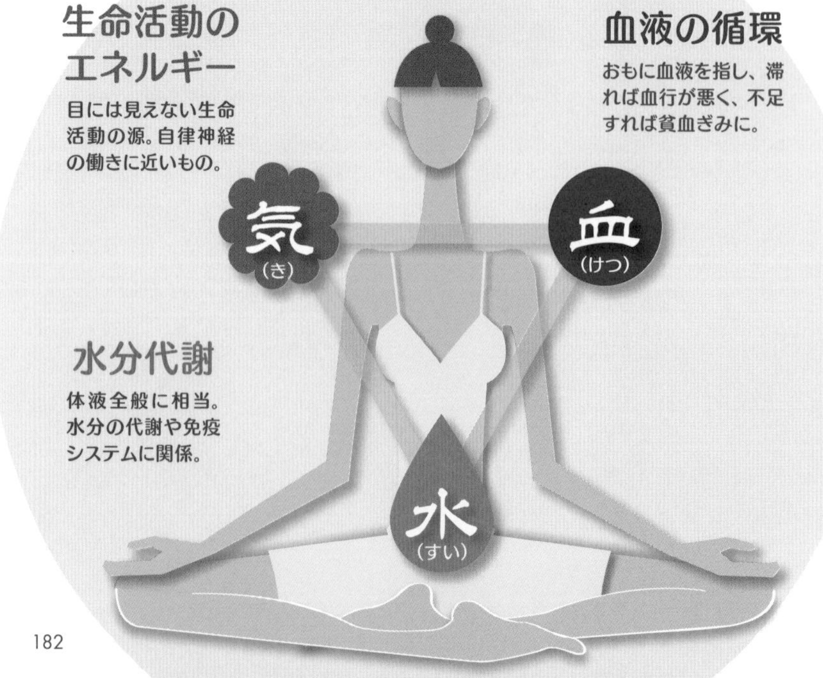

更年期に使われる「三大漢方薬」

加味逍遙散（かみしょうようさん）

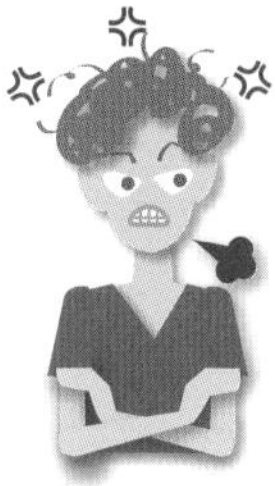

やや虚弱体質で「気」「血」が乱れている場合に処方。ホットフラッシュもあって不眠、イライラやうつなど精神症状が強い人に。

桂枝茯苓丸（けいしぶくりょうがん）

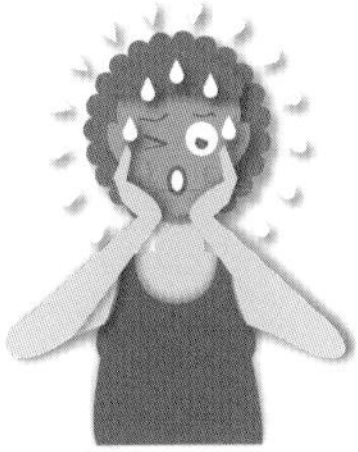

体力はあるけれどのぼせるという人の「血」の巡りを整える。「ホットフラッシュがひどいけれどHRTが使えない」という場合に最適。

当帰芍薬散（とうきしゃくやくさん）

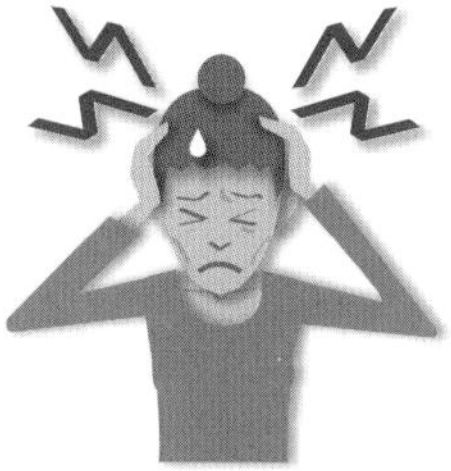

特に「血」と「水」の異常をカバー。女性の聖薬と呼ばれ、冷え症や貧血に効果的。体力がなく、頭痛がして元気がない人向き。

その他、更年期に使われる漢方薬

● 半夏厚朴湯（はんげこうぼくとう）	喉の詰まりや息苦しさ、首まわりの症状に。不安感を静める効果も。
● 補中益気湯（ほちゅうえっきとう）	お腹まわりを温めてエネルギー補給。冷え、疲れ、元気が出ない人に。
● 抑肝散（よくかんさん）	イライラや怒りっぽい人に。気分を静めてリラックスさせてくれる。
● 芍薬甘草湯（しゃくやくかんぞうとう）	筋肉の痙攣を止める即効性のある薬。胃腸、子宮などの痛みにも。
● 女神散（にょしんさん）	のぼせ、めまい、耳鳴り、気分のふさぎ、頭痛、肩こりなどに。
● 防已黄耆湯（ぼういおうぎとう）	むくみを改善。脂肪の代謝を上げ、肥満を改善する働きも。
● 温経湯（うんけいとう）	不眠、髪が抜ける、皮膚の乾燥や爪のひび割れ、こむら返りなどに。
● 牛車腎気丸（ごしゃじんきがん）	疲れやすい、手足の冷え、むくみやしびれ、かすみ目などに。
● 葛根湯（かっこんとう）	体を温め、風邪薬として知られていますが、更年期の頭痛、肩こりにも。
● 柴胡加竜骨牡蛎湯（さいこかりゅうこつぼれいとう）	のぼせ、不眠、動悸、肩こりなどに。血圧を安定させる効果も。

ポイントを押さえて賢く使いたい

漢方薬とのおつきあい心得

HRTとの併用もOK！

漢方薬には女性ホルモンが入っているわけではなく、HRTとは薬の分類も作用もまったく違います。HRTを受けているところに漢方薬を追加して使うこともできます。

調子が悪いと思ったらその場で飲んでよし

ゆっくり効くというのは先入観。更年期の三大漢方薬は、意外と即効性があります。時間や回数を決めて飲むよりも、症状があるときに飲むほうが効き目を実感できます。

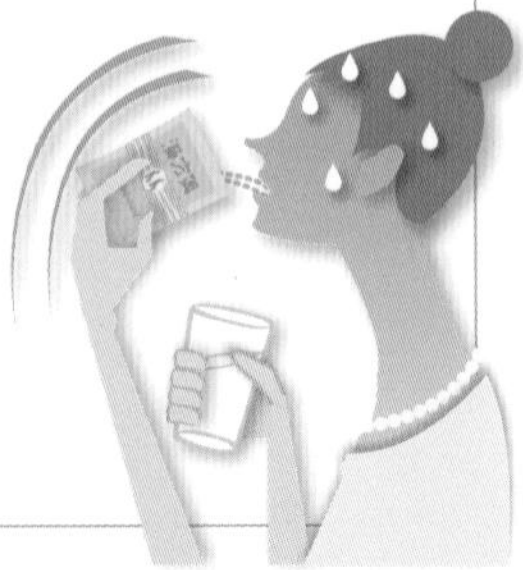

効果が出るまで時間がかかるとは限らない

漢方薬は、長期間飲み続けてじわじわ効くものだと思われがちですが、2週間ほどで改善が実感できることも多いもの。早い人なら3日で効果がわかります。即効性のある薬も少なくはないので、自分でもいろいろ調べてみましょう。

基本は食事の前後を避け、空腹時に飲む

漢方薬は空腹時に飲むのが鉄則。起床時、お腹がすいているとき、就寝前など、食事と切り離して飲みます。胃腸で食べ物と混じってしまわないことが〝効かせる〟ポイントです。

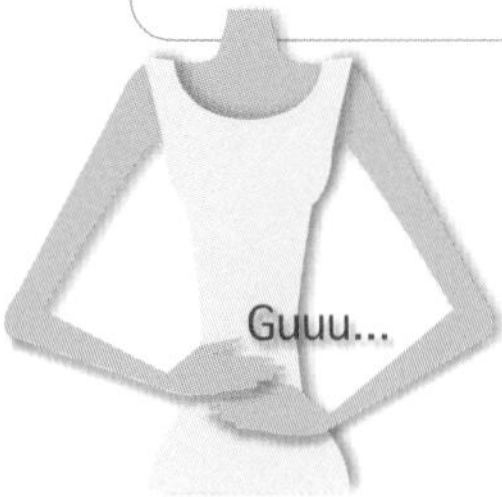

漢方医学にも長けた婦人科ドクターが理想

最近は漢方医学を学んでいる医師も多いのですが、漢方薬を処方できることと、漢方医学の視点で見立てができることには違いがあります。西洋医学と漢方医学、両方に長けた医師が理想。

必ず水かぬるま湯で飲む

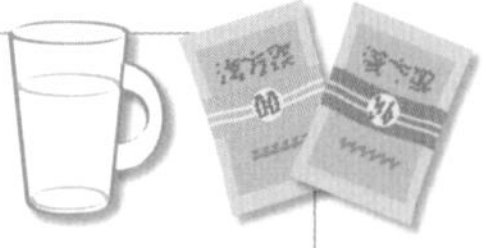

細粒・顆粒の漢方薬は、常温の水かぬるま湯で飲むこと。お湯のほうが早く消化されます。かなり飲みにくい薬もなかにはありますが、口の中に含んだ水やぬるま湯の上に薬を落とし、さらに水を飲みましょう。

市販の更年期薬も漢方薬のひとつ

「更年期」というキーワードが入った錠剤の市販薬も、成分表示を見ると漢方処方が中心。更年期の諸症状を和らげホルモンバランスを整えることに狙いを定めたのがこちら。婦人科に行くほどでもないけれど症状が気になる…という人は市販薬から試してみては？

大豆イソフラボン由来の「エクオール」
気軽に試せるサプリも魅力

「女性ホルモン様」の働きをする
注目のエクオールとは?

　最近よく見かける「エクオール」は、婦人科のドクターも認める、エストロゲンとよく似た働きをする成分です。更年期症状の改善や骨粗しょう症予防効果、女性のメタボ改善作用などさまざまな研究発表が報告されています。食品に分類されるサプリメントの形で市販されています。

大豆イソフラボンはそのままでは活躍できない！

　以前は大豆イソフラボンにエストロゲン様の効果があるといわれていました。研究が進み、大豆製品を食べると、腸内で大豆イソフラボンの一種「ダイゼイン」が腸内細菌の力を借りてエクオールに変化、それが体内で女性ホルモンのように働くことがわかってきました。

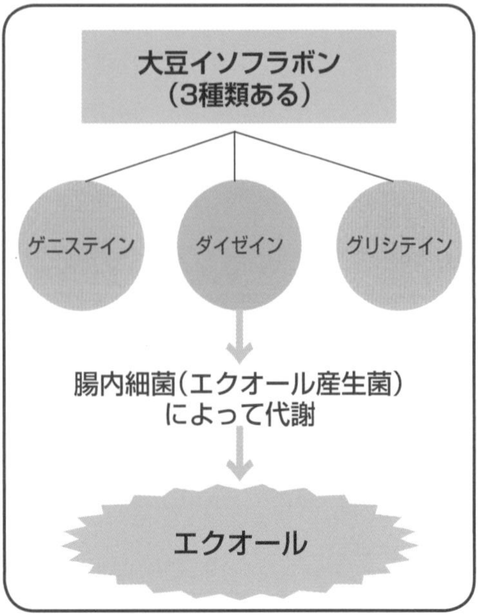

あなたはエクオールがつくれる人？
つくれなかったら、外から摂取！

　体内でイソフラボンからエクオールがつくれるか否かは、腸内に「エクオール産生菌」がいるかどうか、そして菌の活動具合にもかかわっています。近年はエクオール検査で簡単に知ることができるようになっています。

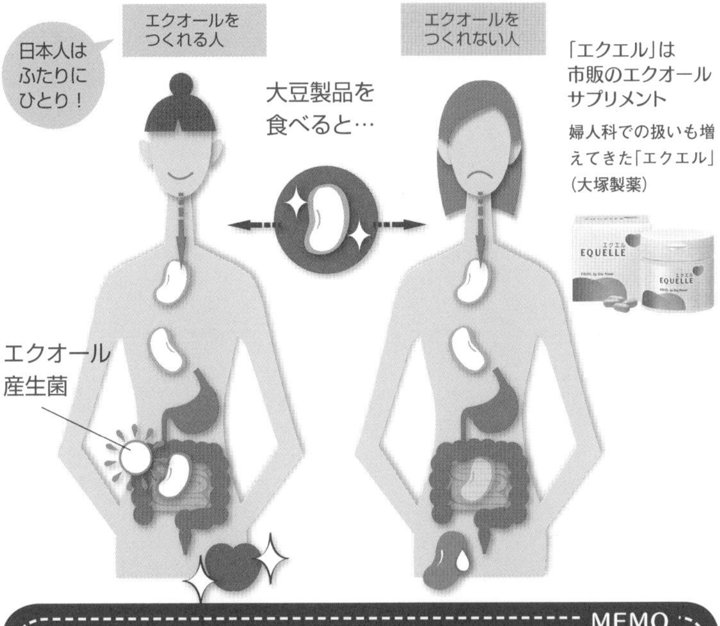

MEMO

新しい戦力になるかもしれない「DHEA」

DHEA（デヒドロエピアンドロステロンの略）は「マザーホルモン」とも呼ばれ、男女の性ホルモンの源。私たちが体の中にもともと持っているホルモンです。最近、更年期の症状が出る出ないは、このDHEAの分泌量の差であり、分泌量が多ければ体内でDHEAから女性ホルモンに変換できるのではないかといわれています。海外ではサプリメントとして市販されています。最近の研究では運動などで増えることもわかってきました。

更年期症状の治療として認可されている
「プラセンタ注射」の秘密

計り知れないパワーを秘めた
「胎盤（プラセンタ）」のエキス

プラセンタというと美容のイメージをもつ人も少なくありませんが、実は更年期症状の治療を目的に認可されている医療用の注射剤もあります。プラセンタは日本語で言えば「胎盤」。母体の子宮内につくられ、胎児と母胎をつないでいる器官です。医療で使われるプラセンタは、ヒトの胎盤から有効成分を抽出した「胎盤エキス」のこと。栄養豊富な成分が、なぜ更年期症状に効果があるのかは、まだ研究中です。

プラセンタは母胎の子宮の中にある「胎盤」

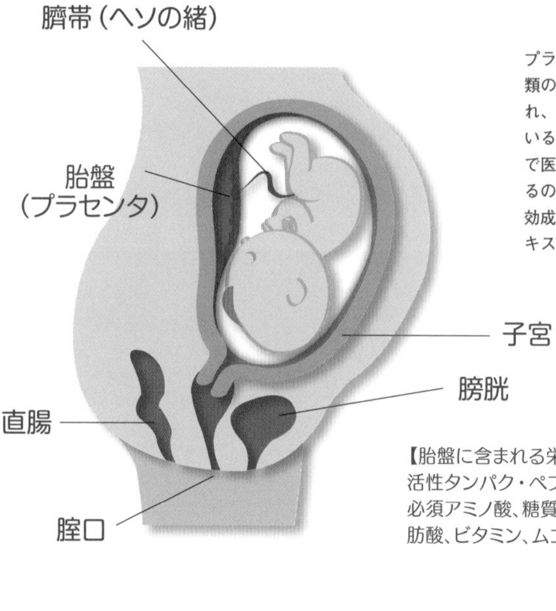

プラセンタ＝胎盤は、哺乳類の母胎の子宮内につくられ、胎児と母胎をつないでいる器官です。厚生労働省で医薬品として認可しているのは、ヒトの胎盤から有効成分を抽出した「胎盤エキス」注射剤2種類のみ。

【胎盤に含まれる栄養成分】
活性タンパク・ペプチド、タンパク質、必須アミノ酸、糖質、ミネラル、脂質・脂肪酸、ビタミン、ムコ多糖類、酵素、核酸

厚生労働省認可の医療用プラセンタ

【メルスモン】

更年期症状、乳汁分泌不全といった女性ホルモン系の治療に対して健康保険が適用になる薬剤。注射時の痛みはメルスモンのほうが弱いといわれます。

【ラエンネック】

慢性肝疾患における肝機能の改善として認可。更年期症状では保険対象になりませんが、ラエンネックのほうが胎盤エキスを多く含有しています。

プラセンタの働き

- 基礎代謝を向上
- 血行促進
- 血液の生成を促す
- 疲労回復
- 自律神経を調節
- ホルモン分泌を調節
- 免疫を高める
- 肝臓の働きを高める
- アレルギーを抑える
- 炎症を抑える
- 活性酸素を除去、酸化を防ぐ

プラセンタ注射の原料	医療用プラセンタ注射薬とは、日本国内の正常分娩で生まれた人の胎盤のみ。高い安全性が確保されたもの
注射の頻度や期間	最初は週に1回。ある程度継続してプラセンタを体内に長くとどめておくのが効果を得るポイント
プラセンタ注射と感染症	プラセンタ注射薬の治療を受けた人は、献血ができなくなります。内服薬やサプリメント、ドリンク剤は対象外です
プラセンタ注射の費用	注射する量にもよりますが、だいたい1,000円程度から。自由診療のプラセンタ注射でも、初診時は診察料込みで3,000円程度~
プラセンタ注射の副作用	たまに悪寒、悪心、発熱、発赤、発疹などの反応が起こることもあり、この場合はすぐに投与を中止すること
プラセンタのカクテル注射	プラセンタを含む複数の薬剤を混合したカクテル注射は未認可の投与法です。安全性を考慮し、注意して治療を選択しましょう
美容プラセンタ製品との違い	医療用プラセンタの材料はヒトの胎盤に限定されますが、化粧品や美容用品で使われるのは、馬や豚の胎盤が一般的です

Chiaki's case

column 04

[OC&HRTのすすめ]

「閉経を機にOCからHRTへ。私がホルモン補充をこんなにもすすめる理由」

プレ更年期にOC(低用量ピル)を使いはじめ、52歳の閉経まで続けていたから、私のピル歴は11年。閉経とともにHRT(ホルモン補充療法)に切り替えたので、こちらはまもなく10年です。

ピルはもともと避妊薬で、**PMS(月経前症候群)の治療**にも使われます。残念なことに、それが更年期の不調にも効果があることはあまり知られていません。更年期の症状があっても、月経があるうちは、まだ女性ホルモンも分泌されているのでOCがいいのです。

逆に閉経後は、ピルよりホルモンの量が少ないHRTが理想。女性ホルモンの減少の仕方が**滑り台みたいに急勾配**だと、滑り台から飛び出してケガをしてしまうでしょ。ホルモンをちょっぴり足して、勾配を緩やかにするのがHRTの目的です。補うエ

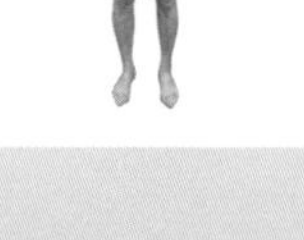

ストロゲンの量は安全性から計算されていて、月経があった頃の1/3〜1/5。そんな少しの量でも、ソフトランディングに変わります。

更年期には自律神経に影響が出るため、**ホットフラッシュや汗ダラダラ**などの症状が出ます。イライラしたりくよくよしたり、やる気が出なかったり落ち込んだり焦ったり悲しくなったり…意味もなく感情が乱れます。私の更年期症状も、そんな“情動”の部分に強く出て、落ち込みやイライラがひどく、**心のキャパシティ**がものすごく少なくなっていたのです。

感情面の不調には、抗うつ剤をはじめ、漢方薬やサプリメントなども使われます。だけど、もともとの原因は女性ホルモンが急になくなること。たくさんの薬を飲むよりは、シンプルに女性ホルモンを補うほうが絶対によいはず。よく考えると、私は**薬漬けにならないため**にHRTを選択してきたのですね。

不調のしくみを知らないと、症状の数だけ医師にかかり、山盛りの薬をもらうことになります。それで治るのならよいけれど、だいたいは治らずに悶々としてしまう。実は私もあちこち行きました。こんなに体調が悪いのに「どこも悪くない」と言われて帰されたり。更年期に差しかかっていた頃には「年だからしょうがない」で済まされたり。じゃあ、婦人科に行けばいいのね、と思っても、大学病院のようにがんや難しい病気を診ることに重きを置く婦人科では、更年期症状でHRTなんかやってくれません。開業医でも「更年期は病気じゃない」という化石のようなドクターもいて、相手にされないこともある。でも、めげてはいけません。理解のあるドクターは、ちゃんといます。ちゃんと増えてきているんです。

「私は更年期の症状なんてないもの！」という人も、試しに1カ月でもHRTをやってみたらいいのです。「私の肌はこんな感じ。私の体調はいつもこんなレベル。私の気分はこんなもの」と思っていても、本来はもっといい状態なんじゃないのかな、と思うのです。だからHRTをしてみると、肌の潤いが増したり、あきらめていた肩こりがラクになったり、**なんだか気分がよくて毎日が楽しく**なったり。そんな変化が起きるかもしれないじゃない？　そのことに気がつきましょう。

それから、欧米の女性たちのように、パートナーとのいい関係を保つためにもHRTはとてもいいものだと思っています。女性はいつまでも女性。乾燥してひりつく膣では何もできない。離婚につながることもあるかもしれないし、逆に日本でも増えている**シニア婚**にだって、いい影響があるに違いありません。

そんな話に興味がないと言っている、そこのあなた。デリケートゾーンが乾くということは、**セクシーな話**ばかりに関係があるとは限りません。相手がいるいないにかかわらず、陰部のこすれで血まみれになったり、歩くことが困難になったりもします。対馬先生に聞いたところによると、閉経後の人が尿検査をすると、採尿に血が混ざっていることがあるそう。それは、尿道が乾燥ですれて傷ついたことによる出血のこともあるそうです。

そんなことになる前に、「HRTをやってみたい」と婦人科の先生に伝えましょう。**HRTは保険の効く処方薬**。私はジェルタイプを使っていますが、パッチや飲み薬などもあります。医師と相談しながら、自分にあったタイプを探してみてください。

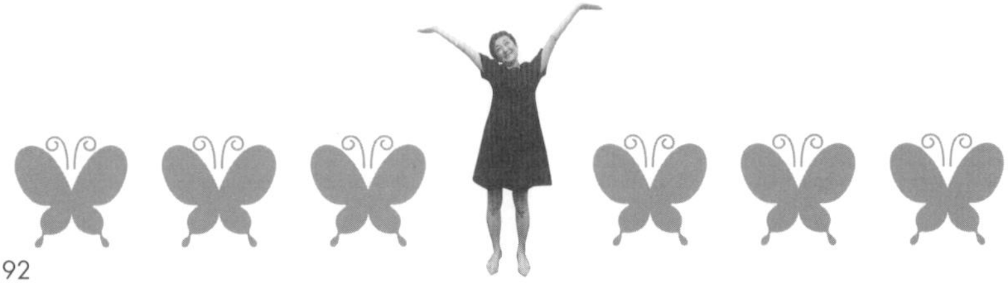

第**10**章

知ることで心の準備を！閉経前後に

かかりやすい病気

次から次へと新たな症状が表れがちな閉経前後。
それとは別に、かかりやすい病気も待ち構えています。
更年期以降の人生を大切にするためにも
定期的に検診を受けて、病気にならない予防策を。
事前に知識があれば、いざ病気のサインが出ても
焦らず対応でき、治療法の選択にも余裕が持てます。
病気を怖がらない、賢いシニアになりましょう。

女性ホルモンとともに、かかりやすい病気も変化

特に更年期に気をつけたい健康トラブルをチェック！

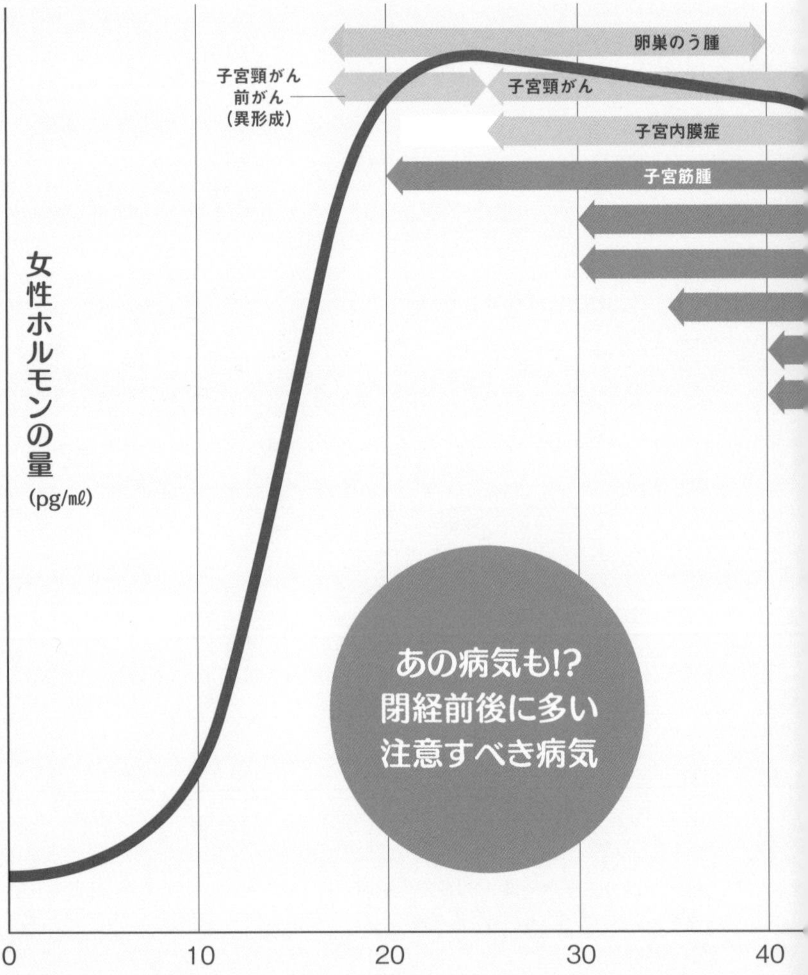

閉経前後から女性ホルモンに守られなくなった体は、病気にかかりやすくなっています。婦人科系の病気に加え、自己免疫疾患や生活習慣病など、体質的に弱い部分、遺伝的に弱い部分に表れやすいので、あらかじめチェックしておきましょう。

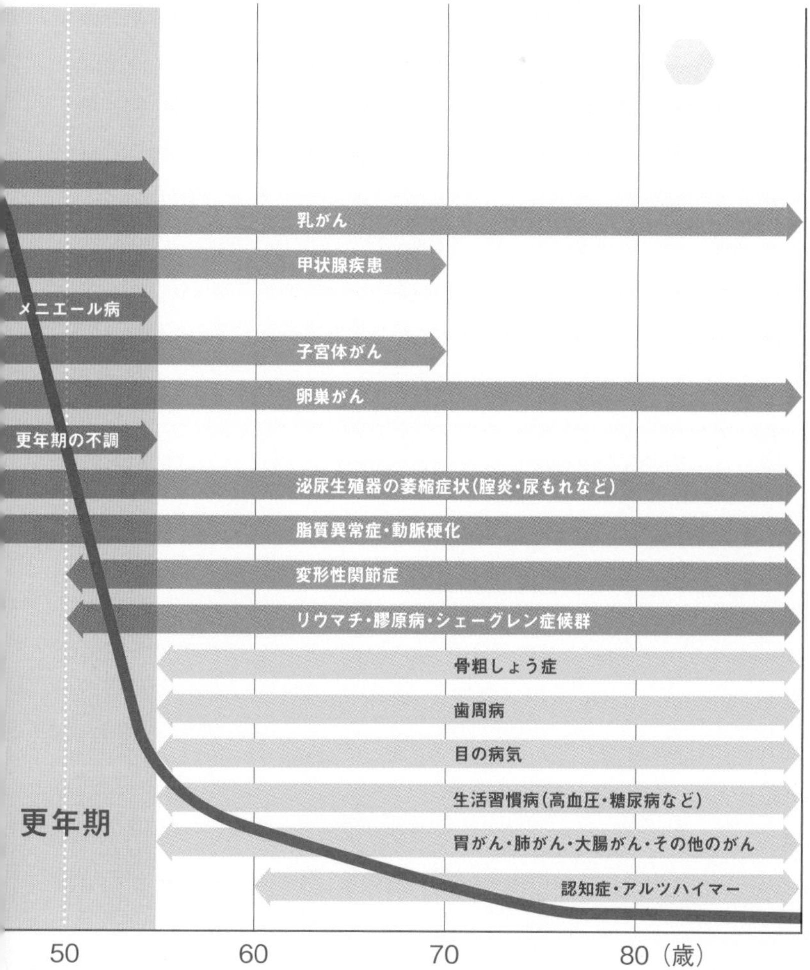

かかりやすい病気 子宮筋腫 1

ほぼすべての女性が持っているってホント!?

大半は無症状で、悪性であることはまれ。でも…

子宮や卵巣の病気で、40代以降の女性にいちばん多いのが子宮筋腫。子宮にできる良性の腫瘍です。小さなものまで含めれば、ほとんどの女性にあるといってもいいほど。多発する人ではなんと大小50個持っていることも！ 約半数の人は特に症状がないまま過ごしています。女性ホルモンの影響で大きくなるので、筋腫を縮めようと思えばホルモンは下げたい、体調をよくするにはHRTでホルモンは上げたい…と、二律背反で悩むことに。一気に下げてから少し上げる「アドバック療法」などもあるので、まずは医師と相談を。自分の意思をクリアにして、最良な選択をしましょう。

子宮筋腫のおもな症状

- 経血にレバーのような血の塊が混じる
- 経血の量が多くなる
- 月経期間が長引く
- 月経期間中に下腹部が張る
- 不正出血（月経以外のときの出血）がある
- 下腹部に硬いしこりを感じる
- 貧血の症状が出る
- 頻尿や便秘になる
- 腰痛や下腹部痛が起こる

経血に血の塊が混じる、経血量が異常に増えた、月経痛がひどくなった、などの症状が続く場合は子宮筋腫を疑い、婦人科を受診しましょう。症状がなく、大きさが3cm以内なら年1回の経過観察、それ以上なら半年に1回の定期検診を。症状がひどい場合は、薬で対応しつつ根本的治療法を考えます。まれに悪性の肉腫の場合もあるので、定期的な経過観察は鉄則です。

できる場所によって症状も違う子宮筋腫

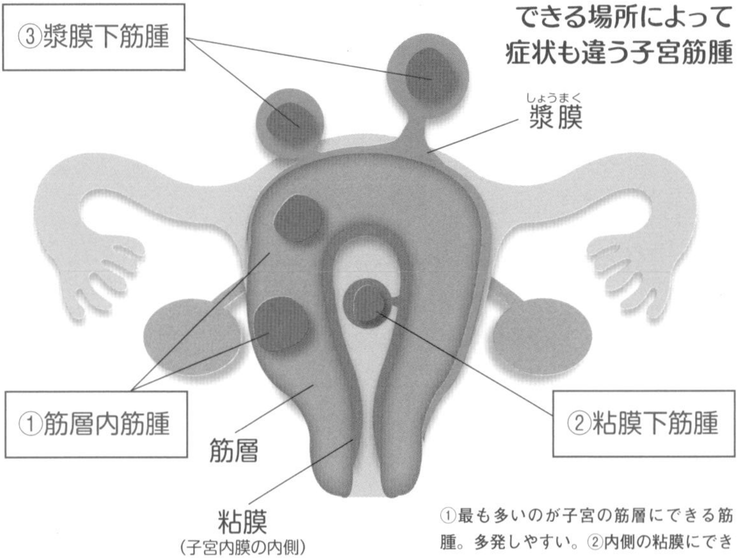

①最も多いのが子宮の筋層にできる筋腫。多発しやすい。②内側の粘膜にできる筋腫は小さくても症状が強い。③外側の漿膜（しょうまく）にできると、大きくなるまで無症状のことが多い。

それぞれの子宮筋腫が進行すると…

①筋層内筋腫　②粘膜下筋腫　③漿膜下筋腫

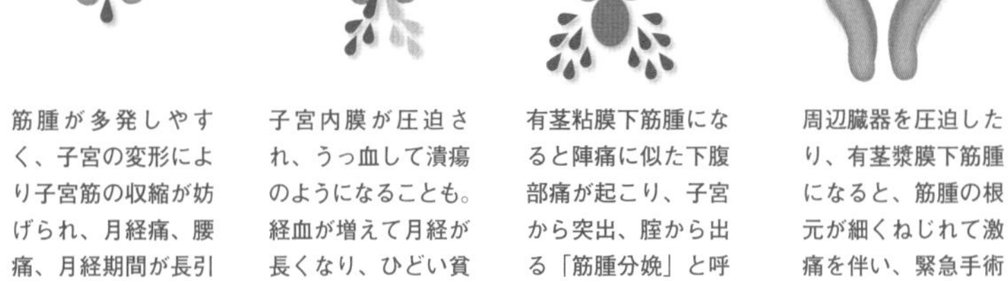

筋腫が多発しやすく、子宮の変形により子宮筋の収縮が妨げられ、月経痛、腰痛、月経期間が長引くなどの症状も。

子宮内膜が圧迫され、うっ血して潰瘍のようになることも。経血が増えて月経が長くなり、ひどい貧血や月経痛を起こす。

有茎粘膜下筋腫になると陣痛に似た下腹部痛が起こり、子宮から突出、膣から出る「筋腫分娩」と呼ばれる症状に。

周辺臓器を圧迫したり、有茎漿膜下筋腫になると、筋腫の根元が細くねじれて激痛を伴い、緊急手術になることも。

かかりやすい病気

子宮筋腫 2

症状や考え方次第で選択肢はいろいろ

閉経前後の子宮筋腫、治療は?

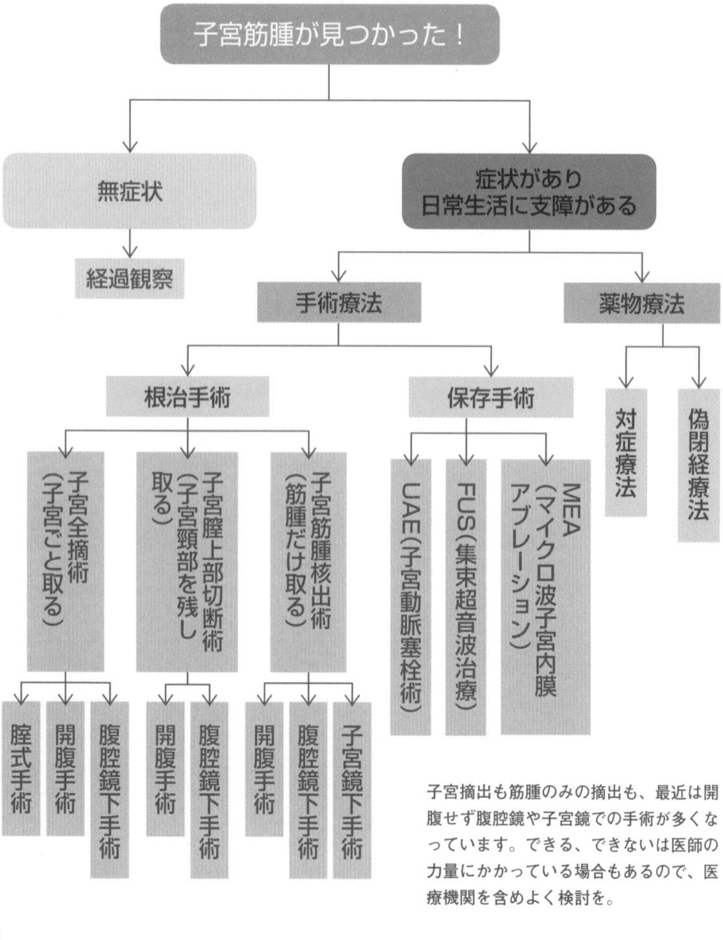

子宮摘出も筋腫のみの摘出も、最近は開腹せず腹腔鏡や子宮鏡での手術が多くなっています。できる、できないは医師の力量にかかっている場合もあるので、医療機関を含めよく検討を。

治療法はメリット、デメリットを考慮して選択を

子宮筋腫の治療は、日常生活で困る症状があるかどうかで決まります。妊娠を希望する年代よりも、治療の選択はシンプル。最近では、筋腫を内服で小さくしてくれる新しい薬も出てきています。

手術療法
何らかの方法で、筋腫を小さくしたり取り去る方法。手術の種類で大きな違いがあるので、詳しい説明を受け、よく相談して。

根治手術
子宮を全摘する方法と、筋腫のみ摘出する方法。多発性で数の多い筋腫の場合は、筋腫を取ってもすぐに再発することも。

子宮全摘術
（子宮ごと取る）
子宮全部を摘出。卵巣、卵管は温存可能。子宮は女性ホルモンの分泌には関係ないため、全摘しても更年期症状は出ません。

子宮腟上部切断術
（子宮頸部を残し取る）
子宮頸部は残して、子宮体部を摘出する手術。手術時間が短縮できる半面、子宮頸がんのリスクが残ります。

子宮筋腫核出術
（筋腫だけ取る）
子宮筋腫のみを摘出し、子宮自体は温存する手術です。筋腫のできている場所、個数や大きさにより手術法が選ばれます。

保存手術
お腹を切らず、体の負担が軽い治療法。入院3〜5日のUAE、数時間でできるFUS、1泊2日になるMEAの3つ。

UAE
（子宮動脈塞栓術）
太ももの付け根を走る動脈から細い管を入れ、動脈をふさいで子宮筋腫を縮小させる方法。健康保険が適用に。

FUS
（集束超音波治療）
外部から高周波の超音波を照射して子宮筋腫を焼く方法。大きな筋腫や3個以上の筋腫などは治療の対象外。健康保険の適用外。

MEA
（マイクロ波子宮内膜アブレーション）
筋腫などによる過多月経の治療に使用。器具を挿入してマイクロ波を照射し、子宮内膜を壊死させる方法。健康保険適用。

薬物療法
薬による治療方法のことで、筋腫を小さくする偽閉経療法や、過多月経・月経痛などの症状を軽くする対症療法などがあります。

対症療法
筋腫に働きかける治療ではなく貧血や痛みの症状を和らげるもの。過多月経による貧血には、鉄剤の副用や注射をすることも。

偽閉経療法
内服薬で人工的に閉経状態にする方法。月経が止まるので筋腫は小さくなりますが、更年期症状が出ることもあります。

かかりやすい病気 子宮筋腫 3

閉経前後の子宮筋腫：先輩たちのエピソード

閉経したら筋腫は小さくなるといわれるけれど、症状がつらい！
全摘をすすめられたけど、手術は怖い。症状はないけど巨大化してる…。
悩みが尽きない筋腫の治療。先輩たちはどんな選択をしたのでしょう？

Episode_01

薬物療法で筋腫を小さくしている最中です！

（F・Kさん／53歳）

小さい筋腫がいくつか見つかったのは53歳のとき。切らずに小さくする手術FUSを希望しましたが、大きさ的に保険適用外。経血量が多く、閉経まで逃げきれるか迷っていたところ、アドバックという薬物療法を提案してもらいました。いったん女性ホルモンを減らして月経を止め、次に少しだけホルモンを補充するとか。まだ始めたばかりですが、これから筋腫が縮むと思うと、今後が楽しみ。更年期症状も出ていません。

Episode_02

筋腫分娩で緊急事態の中、全摘を決断した私

（A・Kさん／56歳）

子宮筋腫で40代に一度開腹手術をしたのに、55歳でまた筋腫。貧血と経血の多さは気になるけれど、以前の手術が大変だったので、もう手術は嫌だと思っていました。そんなある日の朝方、激痛と仰天の大出血！救急外来に行くと、筋腫が腟から飛び出す筋腫分娩でした。緊急手術になりましたが、どうせするなら筋腫だけでなく全摘してもらったほうがよいと判断。全摘後は貧血もなく、ウソのように快適になりました！

Episode_03

二度目の手術で全摘。快適になりました！

（K・Kさん／51歳）

5年前に20個ほどあった筋腫を摘出したはずが、また筋腫が増え、症状もつらい。でも閉経の気配はなし。「子宮はホルモンを出していないし、今の歳で取ったとしても変わらないのよ」というドクターの言葉で全摘を決意。子宮を取ったら更年期症状が出るのだと勘違いしてたのです。そして腹腔鏡で全摘手術。今の気持ちは「やってよかった！」それにつきます。

Episode_04

４軒目の婦人科でやっと納得の治療

（Y・Iさん／47歳）

子宮筋腫と子宮腺筋症を併発。3軒の婦人科で「開腹手術で全摘しかない」と言われましたが、開腹も怖いし子宮全摘も不安。あきらめきれずに大きな病院に行くと、腹腔鏡手術で筋腫だけ取ることができるとのこと。全然違うオピニオンに驚きと喜びでいっぱい。粘って4軒行ったかいがありました。筋腫がなくなってさっぱり。更年期に向けてリカバリーします。

Episode_05

新薬に期待して閉経を待ちます

（W・Tさん／54歳）

54歳で、子宮筋腫が多発していることがわかりました。あちこちにたくさんあるとのこと。月経痛も強く、経血量も多くなってきているのですごく悩みましたが、まもなく閉経するだろうと踏んで、手術はしないことに決めました。ネットで子宮筋腫の症状を緩和してくれる新薬があると知り、それを処方してもらいにクリニックに行ってきたところです。

Episode_06

HRTを続けたいから摘出手術を選択

（M・Sさん／58歳）

閉経後にHRT（ホルモン補充療法）を受けていたら、子宮筋腫がちょっと大きくなり出したんです。長年持っていたのが、10㎝大に育ってしまって。まだHRTは続けたい、でも筋腫が大きくなるのも避けたい…と迷った末に、子宮を全摘しました。これで安心してHRTを続けられます。子宮がんのリスクもなくなったことで、すっきりした気分です。

かかりやすい病気 **子宮体がん** 1

閉経前後がかかりやすいピーク！　急増中のがん

別名「子宮内膜がん」。不正出血に要注意！

子宮体がんは、50~60代女性に急増しています(P204参照)。子宮の内側にある子宮内膜にできることから「子宮内膜がん」という別名も。出産経験がない、肥満、内膜増殖症、無排卵周期性がある人はハイリスク。糖尿病や脂質異常症とも連動しているので、思いあたる人は要注意です。

自覚症状はほぼ不正出血。更年期に不正出血があったら、すぐ婦人科で超音波検査を。進行すると排尿痛や排尿困難、性交時の痛みなどの症状も出ます。更年期世代は定期的に検診を受けておくことがいちばんです。

子宮体部の内側にできるのが「子宮体がん」

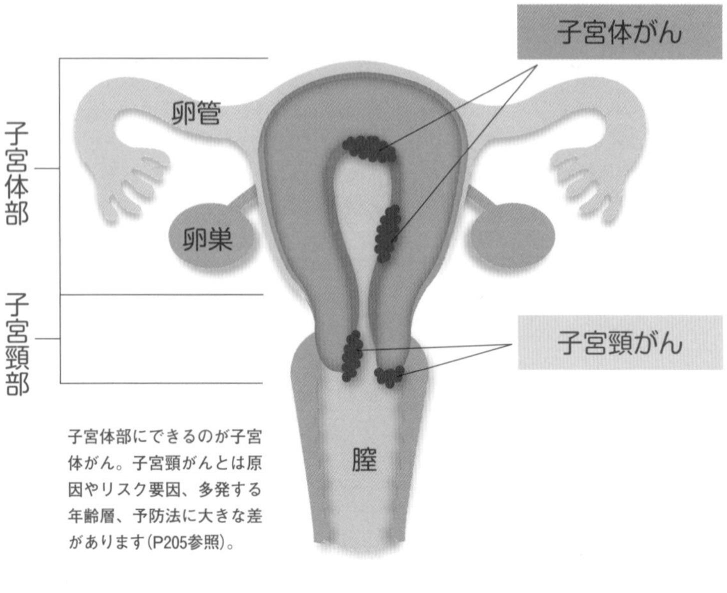

子宮体部にできるのが子宮体がん。子宮頸がんとは原因やリスク要因、多発する年齢層、予防法に大きな差があります(P205参照)。

MEMO

子宮体がんは「Ⅰ型」と「Ⅱ型」に分類

「Ⅰ型」はエストロゲンに依存する腫瘍で、若年から閉経前後に発症することが多く、子宮体がんの8～9割を占めるタイプです。未婚、未妊、月経周期異常、多のう胞性卵巣症候群、排卵障害などが危険因子。一方「Ⅱ型」は、エストロゲンに関係なく発生する体がん。おもに閉経後の高齢者の萎縮内膜を背景に発症。不正出血に気がつき、診察で発見された時点で子宮筋層まで深く浸潤していることが多く、Ⅰ型と比較すると予後もあまりよくないので、特に気をつけたいタイプです。

子宮体がんのステージ（病期）分類

Ⅰ期			がんが子宮体部にとどまっている。無症状で、不正出血や茶褐色のおりものがある。子宮だけでなく、卵巣や卵管も手術によって摘出するのが一般的
	ⅠA期		がんの浸潤が子宮筋層の1/2未満
	ⅠB期		がんの浸潤が子宮筋層の1/2以上
Ⅱ期			がんが子宮体部を超えて子宮頸部まで及んでいる。異臭のあるピンクや茶褐色のおりものがみられる。子宮、卵巣や卵管、リンパ節を手術によって摘出し、その後放射線治療や抗がん剤治療も
Ⅲ期			がんが子宮外にも広がっているが、骨盤の外には広がっていない。または、骨盤内のリンパ節や大動脈周囲のリンパ節に転移がある。異臭を伴うおりものが増え、下腹部痛なども起きる。Ⅱ期と同じく、子宮、卵巣や卵管、リンパ節を手術によって摘出し、その後放射線治療や抗がん剤治療も
	ⅢA期		子宮漿膜や骨盤の腹膜、卵巣・卵管に広がっている
	ⅢB期		腟や子宮周囲の組織に広がっている
	ⅢC期		骨盤のリンパ節や大動脈周囲のリンパ節に転移がある
		ⅢC1期	骨盤のリンパ節に転移がある
		ⅢC2期	骨盤のリンパ節への転移の有無にかかわらず、大動脈周囲のリンパ節に転移がある
Ⅳ期			がんが骨盤を超えて別の部位へ広がっているか、腸や膀胱の粘膜に広がっていたり遠隔転移している。治療が難しく、抗がん剤治療、放射線療法、手術を行うケースも
	ⅣA期		腸の粘膜や膀胱まで広がっている
	ⅣB期		遠隔転移している（腹腔内や鼠径部のリンパ節への転移を含む）

※子宮体がんの病期（ステージ）で、以前は「子宮内膜異型増殖症」を0期と表記していましたが、近年はがんとは別に分類されています。

かかりやすい病気 子宮体がん 2

似ているようで別もの！ 子宮頸がんとの違いとは?

不正出血を見逃さず、ふたつのがんに注意

子宮がんにはふたつあり、体部にできるのが子宮体がん、入り口の頸部にできるのが子宮頸がん。よく耳にするのは若い女性に多い「子宮頸がん」のほうかもしれません。ふたつは、できる場所の違いだけでなく、ほかにも大きな違いが。子宮頸がんは30〜40代がピークですが、子宮体がんは前述のとおり50代に多いのです。さらに頸がんがHPV（ヒトパピローマウイルス）の感染が主な原因なのに対し、体がんは女性ホルモンの乱れが原因なので、更年期には誰がかかっても不思議ではないもの。やはり検診が最良の予防策です。

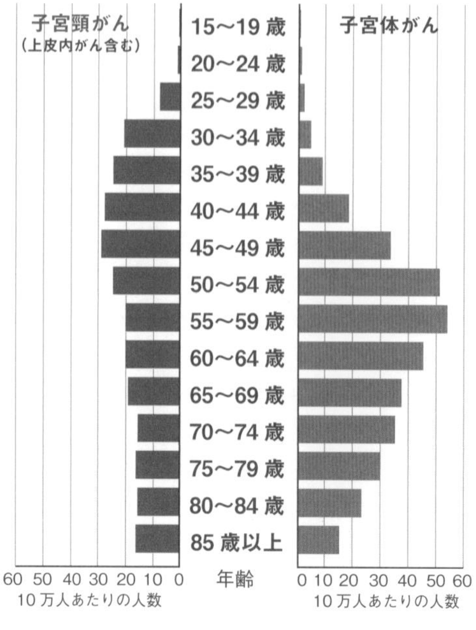

年齢別・子宮がんの罹患率

子宮体がんは閉経前後をピークに、それ以降の女性にも多いことがわかります。頸がんは若い世代に多い印象でしたが、近年ではピークは40代、高齢者まで広い年代にわたっていることがわかります。

国立研究開発法人 国立がん研究センター がん対策情報センター（全国推計値2015年より）

徹底比較！　子宮体がんVS.子宮頸がん

	子宮体がん	子宮頸がん
がんができる場所	子宮体部（子宮内膜）	子宮頸部（子宮の入り口）
なりやすい年代とピーク	50～60代／ピークは50代	20～40代／ピークは30～40代
主な原因	女性ホルモンの乱れ	発がん性HPV（ヒトパピローマウイルス）の感染
リスクの高い人	閉経前後、閉経が遅い、月経不順（無排卵性月経周期）がある、エストロゲン剤だけのホルモン補充療法を受けている、妊娠・出産の経験がない、肥満、高血圧・糖尿病などの既往歴がある、乳がん・大腸がんの家族歴がある、不妊治療で排卵誘発剤を使ったことがある	初交年齢が若い、性交相手が多い、喫煙している、ワクチンをうってない、検診を受けていない
症　状	初期には不正出血。排尿しにくい、排尿痛、性交痛、下腹部痛や腰痛など	ほとんどない
予防法	低用量ピルや黄体ホルモン剤を使って内膜をきれいにすること	HPVワクチン（2価、4価、9価）をうつこと。定期的な検診を欠かさないこと
早期発見法・検査法	不正出血があるときに受診。40代以降は1年に一度の検診。超音波検査＋内膜の細胞診	20歳前後から2年に一度のがん検診。内診と細胞診（腟から子宮頸部は近いため、肉眼で細胞を採取）、HPV併用検査
治療法	手術療法が基本。その後、放射線治療、化学療法など	手術療法が基本。進行すると、放射線治療、化学療法など

MEMO

子宮体がんの治療法は?

ほかのがん治療と同じく、手術や放射線治療、抗がん剤による化学療法が中心ですが、ホルモン療法も行われます。
早期に発見された場合も、子宮全摘出に加えて卵巣や卵管も切除。さらに進行している場合は大動脈周囲のリンパ節なども切除。子宮外まで広がっている場合は、全身的治療として化学療法が選択されます。再発のリスクが高いと認められれば、補助的な治療としてホルモン療法も加わります。

閉経前の女性に多い！

「子宮内膜症」と「子宮腺筋症」のこと

女性の三大良性疾患 子宮筋腫、子宮内膜症、子宮腺筋症を正しく知る

子宮内膜症は、20代から閉経前までの女性に多い病気。子宮内膜が子宮以外の場所にできる病気で、月経とリンクして出血するため、月経痛がひどく腹痛を伴います。子宮腺筋症も内膜症の仲間ですが、できる場所が違います。子宮の病気は名称が紛らわしいので整理しておきましょう。

子宮にできるのはどれ？

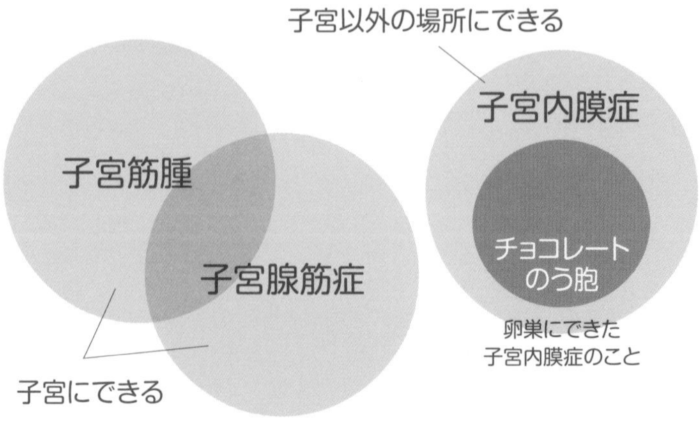

子宮にできる良性の腫瘍が子宮筋腫です。子宮腺筋症は子宮内膜が子宮筋層に飛び火したもので、子宮筋層（外側の壁）にできます。子宮内膜症は内膜組織が子宮以外の場所にできた状態。そのうち卵巣内にできた内膜症をチョコレートのう胞といいます。

子宮内膜症と子宮腺筋症

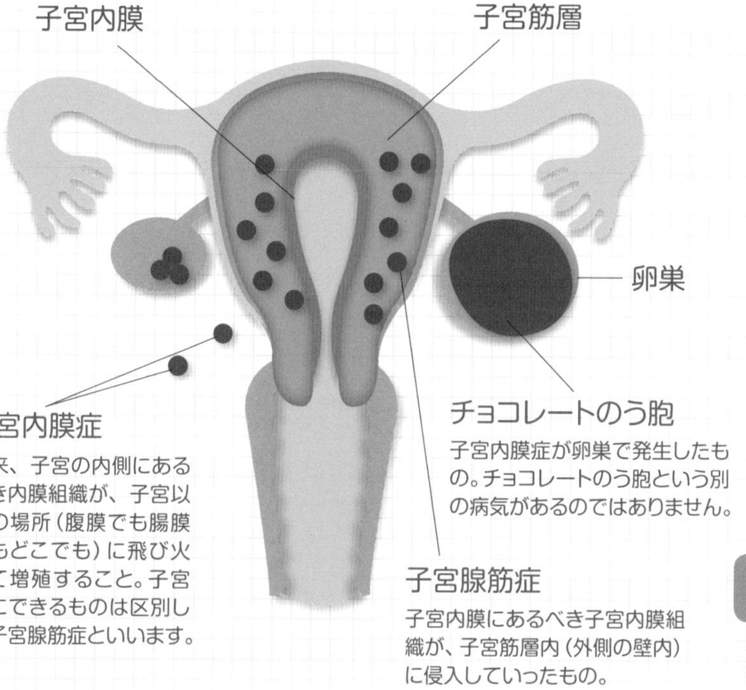

子宮内膜症と子宮腺筋症は別の病気として分類！

子宮腺筋症は、内膜症とできる場所が違うだけで同じ病気と考えられていました。子宮にできる内膜症も、子宮以外にできる内膜症も、同じ病名で呼んでいたのです。しかし、子宮の中にできる内膜症と卵巣や腹膜など子宮外にできる内膜症は、場所も症状も違います。同じ名前では不都合なので、子宮外の子宮内膜症に対し、子宮の中は子宮腺筋症と呼ぶようになったのです。

かかりやすい病気

卵巣がん

早期発見が難しい「サイレントキャンサー」

初期症状が全くないがん。リスクを再確認！

卵巣腫瘍のうち悪性腫瘍を特に卵巣がんといいます。卵巣がんもまた、なりやすいのは閉経前後。卵巣はもともと小さく、腫れていても症状が出ず、悪くなるまで気がつかないことから「沈黙の臓器」といわれます。進行し、転移したり腹水がたまったりして、やっと発見されることもまれではありません。発見されたときは半数以上がⅢ期かⅣ期です。卵巣の腫れを発見するには、腟からの超音波やCTやMRIなどの画像検査が必要。卵巣のためだけに検診を受けるより、子宮がん検診と一緒に婦人科の超音波で診てもらえば腫れや異常もチェックできます。何より早期発見が大事！

卵巣がんのリスク要因

- 50代・60代
- 妊娠・出産経験がない
- 月経不順
- 肥満
- 近親者に卵巣がんになった人がいる
- 排卵誘発剤の使用

MEMO

「卵巣のう腫」はどういうもの？

卵巣腫瘍は卵巣のなかにできる塊になったもの＝できもののことですが、そのうち「卵巣のう腫」は、袋状になった病変に液体がたまったものを指します。ほとんどが良性といわれます。

「卵巣のう腫」ができやすいのは20～40代がメインで、閉経前後に多い悪性腫瘍（卵巣がん）よりは若い世代です。

良性とはいえ、閉経後にがん化するリスクもあるので、卵巣腫瘍が見つかったら経過観察を怠らないようにしましょう。

卵巣がんのステージと治療法

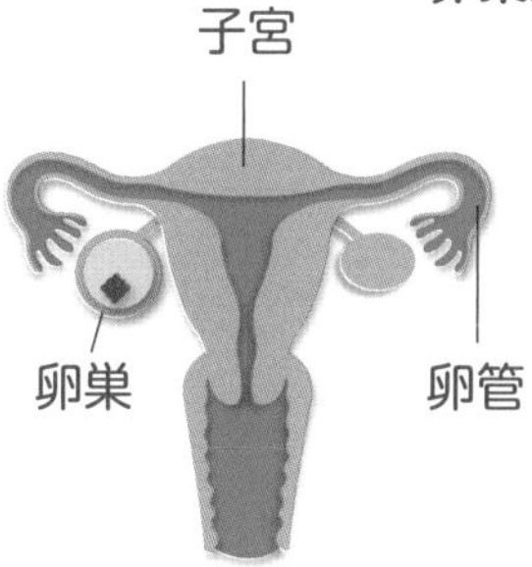

Ⅰ期

がんが卵巣内だけにとどまっている段階。自覚症状はほとんどないものの、お腹のあたりが出て太ったように感じることも。手術によって子宮や卵巣、卵管、リンパ節などを摘出。

Ⅱ期

がんが子宮や卵管、直腸、膀胱などの腹膜に広がっている(骨盤内にとどまっている)段階。下腹部の膨らみが見られることが多いですが、気がつかないことも。子宮、卵巣、卵管、リンパ節、骨盤腹膜などを手術によって摘出します。

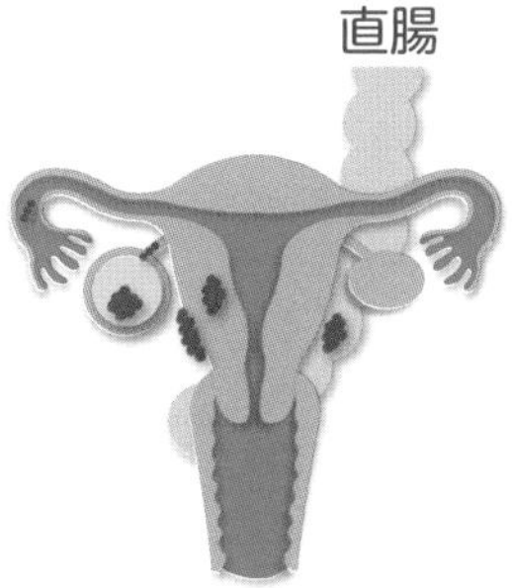

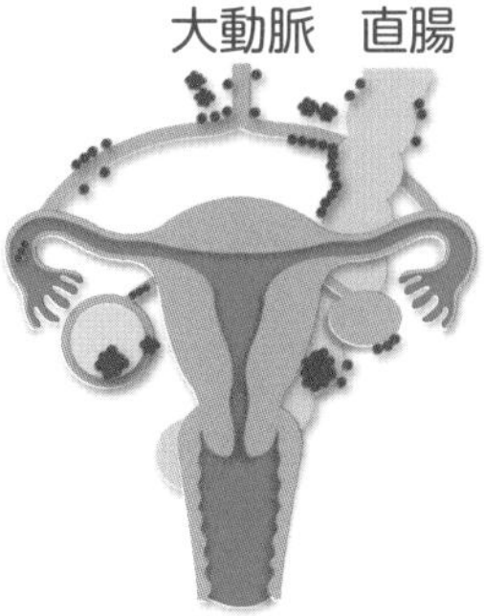

Ⅲ期

がんがリンパ節に転移しているか、骨盤内を超えて上腹部の腹膜、大腸、小腸などに転移。下腹部のしこりや腹水によるお腹の膨らみを感じ、倦怠感や食欲不振などの全身症状も。可能な限りの手術の後、抗がん剤治療も。

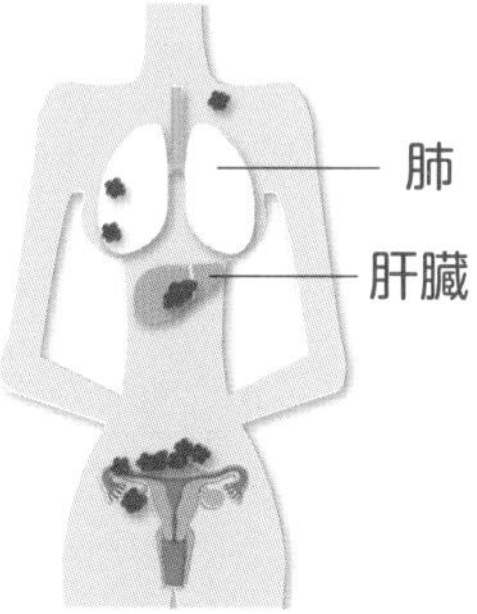

Ⅳ期

がんが血流やリンパに乗って、肺や肝臓などの離れた臓器に転移。手術による治療ができる場合は行いますが、おもに抗がん剤治療や放射線治療が選ばれます。

かかりやすい病気 乳がん 1

もはや他人事ではいられない身近な病気

女性のがん第1位。でも必要以上に恐れないで

日本では毎年9万人がかかり、ついに「10人に1人がかかる」といわれるようになった乳がん。40代以降の増加率は上昇が止まりません。それほど進行が早くないうえ、一般的に予後が良いとされているので、早期に発見して適切な治療をすれば治ります。乳がんは検診で発見しやすいがんでもあります。マンモグラフィの画像では、塊や微細石灰化がミリ単位で写し出されるため、検診が何より大事。乳がんのリスクを高める要因も少しずつ解明されているので、乳がんに負けない予防意識を持ちましょう！

そもそも乳がんって?

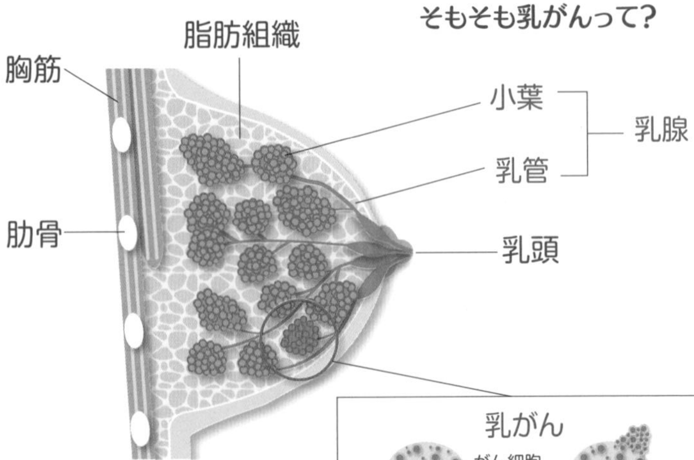

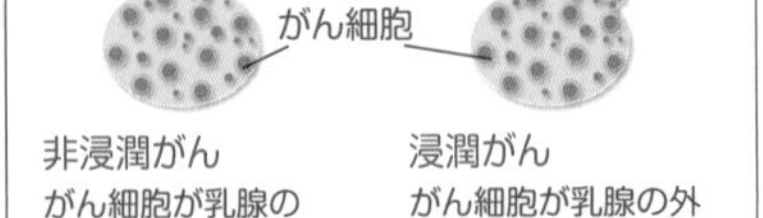

乳腺にできる悪性腫瘍が乳がん。約95%が乳汁を運ぶ乳管にできる乳管がん、約5%が乳汁をつくる小葉にできる小葉がん。これ以外の乳がんはごくわずかです。

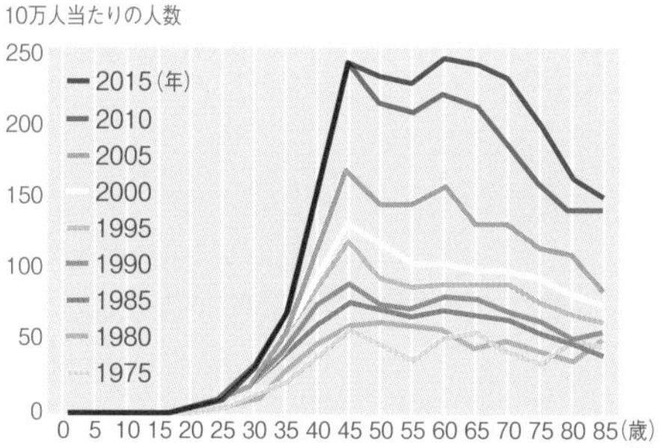

40～70代が乳がんのピーク

乳がんの年齢階級別罹患率の推移です。40歳を境に突然急増！　2000年以降は、70代以降の高齢でもかかりやすくなっていることがわかります。国立研究開発法人 国立がん研究センター がん対策情報センター（全国推計値より作成）

ここまでわかってきた！　乳がんとリスク

初経・閉経	初経年齢が早い／閉経年齢が遅いことがリスクを高める可能性がある
出産	出産経験がない／初産年齢が遅い／授乳経験がないことがリスクを高めることは確実
体格	高身長のほうがリスクが高いことはほぼ確実
遺伝	第一親等（自分の親または子）で乳がんになった血縁者がいると、リスクが高いことは確実
乳腺	乳腺症などの良性乳腺疾患にかかったことがある、マンモグラフィ上の高密度乳房の所見があることによりリスクが高まることは確実
エストロゲン剤	経口避妊薬の使用、閉経後のHRT（ホルモン補充療法）でのエストロゲンと黄体ホルモンの併用は、リスクをごくわずか高めるが、エストロゲンだけの補充ではリスクは高まらない
肥満	閉経前／リスクを高める可能性がある 閉経後／リスクを高めることはほぼ確実
アルコール	リスクを高めることはほぼ確実
大豆食品	リスクが低くなる可能性がある
イソフラボン	不明
サプリメント	リスクが低くなることはない
乳製品	リスクが低くなる可能性はあるが、牛乳については不明。つまり、どのような乳製品をどの程度摂取すればリスクがどうなるのかは不明
喫煙	リスクを高めることはほぼ確実
受動喫煙	リスクを高める可能性がある
運動	閉経前／不明　閉経後／リスクが低くなることはほぼ確実
ストレス	不明
性格	関連はない
糖尿病	リスクを高めることはほぼ確実（1.2～1.3倍）

参考：国立がん研究センター がん情報サービス／日本乳癌学会「患者さんのための乳がん診療ガイドライン2019年版」

かかりやすい病気 乳がん 2

早期に発見すれば、治る確率がとても高い！

早期発見のためには、年に1回の検診が必須

国立がん研究センターの直近の発表では、女性の乳がんは生存率がとても高く、かかった人全体でも5年生存率は92.2%、ステージⅠではほぼ100%です。10年生存率もステージⅠは限りなく100%に近い統計が出ています。早期に発見されればほとんどの人が治るということ。乳がん検診で見つかる人の7割はⅠ期の早期がんという現状からも、1年に1回マンモグラフィと超音波による検診（P244参照）がマストです。また、遺伝しやすいともいわれるため、親族でかかった人がいるかどうかの確認を忘れずに。

乳がんのステージ（病期）分類

Tis		非浸潤がん：乳腺内にとどまっている超早期のがん。手術を行い、放射線療法や化学療法は行わない
0期		非浸潤がん：乳腺内にとどまっている早期のがん。手術を行い、放射線療法や化学療法は行わない
Ⅰ期		しこりの大きさが2㎝以下で、ワキの下のリンパ節に転移していない段階。手術と放射線療法や化学療法を行うことが多い
Ⅱ期	ⅡA期	しこりの大きさが2㎝以下で、ワキの下のリンパ節への転移がある。またはしこりが2.1～5㎝以下でワキの下のリンパ節への転移がない段階。手術と放射線療法、化学療法を行う
	ⅡB期	しこりの大きさが2～5㎝でワキの下のリンパ節への転移がある。または、しこりが5㎝以上でワキの下のリンパ節への転移がない段階。手術と放射線療法、化学療法を行う
Ⅲ期	ⅢA期	しこりの大きさが5㎝以下で、ワキの下のリンパ節に転移があり、リンパ節が癒着していたり周辺の組織に固定。または、ワキの下のリンパ節転移はないが、胸骨の内側のリンパ節が腫れている。または、しこりが5㎝以上で、ワキの下あるいは胸部の内側のリンパ節への転移がある段階。薬物療法と放射線療法を行い、手術は場合によって行う
	ⅢB期	しこりの大きさやワキの下のリンパ節への転移にかかわらず、しこりが胸壁に固定しているか、しこりが皮膚に浸潤して潰瘍となっている段階。薬物療法と放射線療法を行い、手術は場合によって行う
	ⅢC期	しこりの大きさにかかわらず、ワキの下と胸骨の内側のリンパ節の両方に転移。あるいは鎖骨の上下の筋肉に転移している段階。薬物療法と放射線療法を行い、手術は場合によって行う
Ⅳ期		しこりの大きさやリンパ節の状態にかかわらず、ほかの臓器に転移している段階。乳がんが転移しやすい臓器は骨、肺、肝臓、脳など。治療の中心は薬物療法と放射線療法

習慣にしたい
セルフチェック

　乳がんは体の表面に近いところにできるため、自分自身で発見できる数少ないがんです。乳がんの60%以上は自己検診によって発見されているそう。できやすい場所を知って、的確にチェックする習慣を！

乳がんのできやすい場所

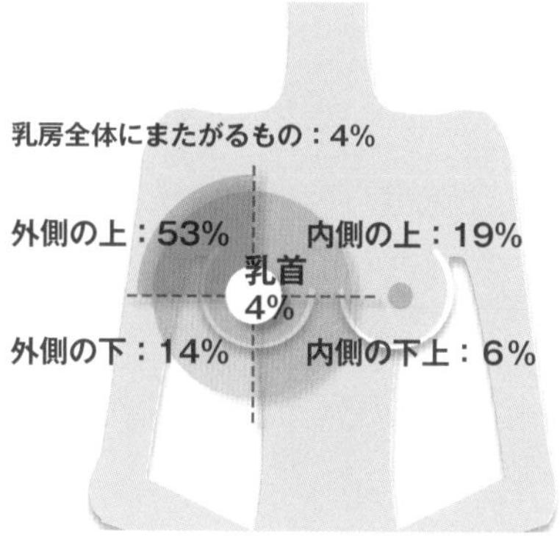

東北大学病院データ（2011-2014年）より作成

入浴時のルーティンに

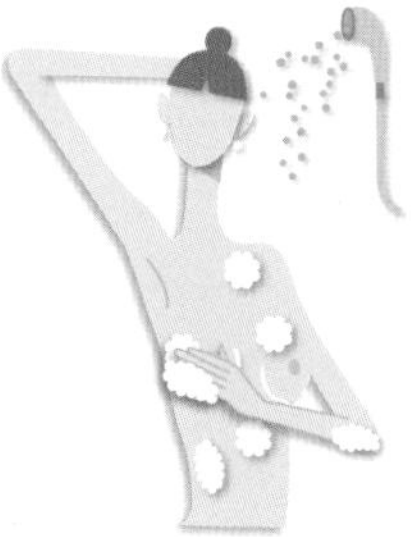

入浴前は鏡に映して見た目チェック。入浴時はボディソープを泡立て、滑りやすくしてさわる癖をつけましょう。右の①②③の要領で。

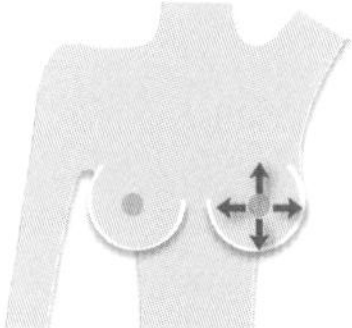

① 内から外、外から内へ、放射状にくまなく。

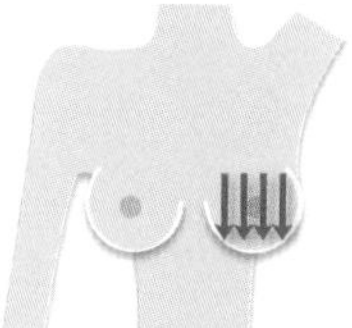

② 縦に平行線を引くように、くまなく。

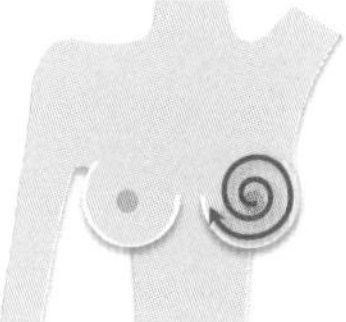

③ 渦巻き状に、くまなく。

ベッドで仰向けになって

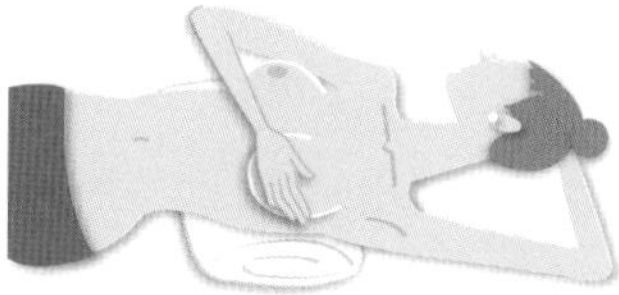

仰向けで行う際のPOINT

- 深くさわれるよう、背中にクッションなどを
- さわるほうの腕を上げ、なるべく胸を伸ばして
- 4本の指をそろえて、指の腹を滑らせながら
- しこり、腫れ、凹み、がないかをチェック
- 乳頭を軽くつまんで分泌物がないかを確認

かかりやすい病気 **甲状腺の病気** 1

その不調、実は甲状腺ホルモンの異常かも!?

更年期と大いに関係のある甲状腺ホルモン

喉仏のすぐ下にある蝶形の臓器、甲状腺で分泌される甲状腺ホルモンは、おもに体の代謝を調整する重要な役目を果たしています。甲状腺ホルモンが低下すると元気がなくなり、疲れやすい、太る、冷えなどの不調が。逆に亢進《こうしん》するとイライラ、眠れない、多汗など、どちらも更年期とよく似た症状が出るので、放っておいたら甲状腺の病気だったという場合も少なくありません。甲状腺の病気を扱うのは甲状腺専門病院(または内分泌代謝内科)。女性は婦人科検診と同時に甲状腺の検査も受けるのが理想。

甲状腺ホルモンの働き

体中の代謝を促進し、成長を助けてくれるのが甲状腺ホルモン。女性ホルモンの働きと似た部分も。

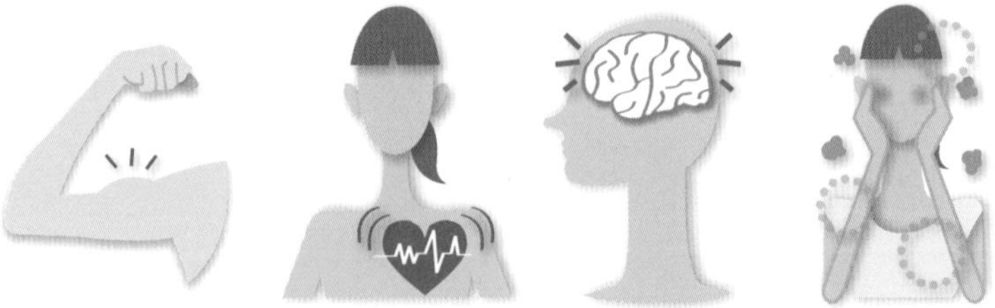

筋肉の維持・強化　心臓の働きを活性化　思考や反応を活性化　新陳代謝の促進 体温の調整

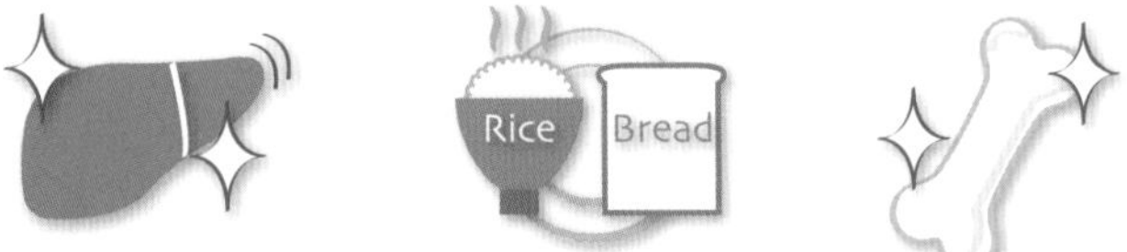

脂質代謝を上げ コレステロールを下げる　糖代謝を促進　骨量を上げて骨を強化

甲状腺と甲状腺ホルモン病気の種類はさまざま

甲状腺の病気は圧倒的に女性に多く見られます。大きくは、甲状腺ホルモンに変化（低下or亢進）が起こる病気と、甲状腺に腫瘍ができる病気に分けられますが、病気の種類はとてもたくさんあります。

甲状腺はどこにある？

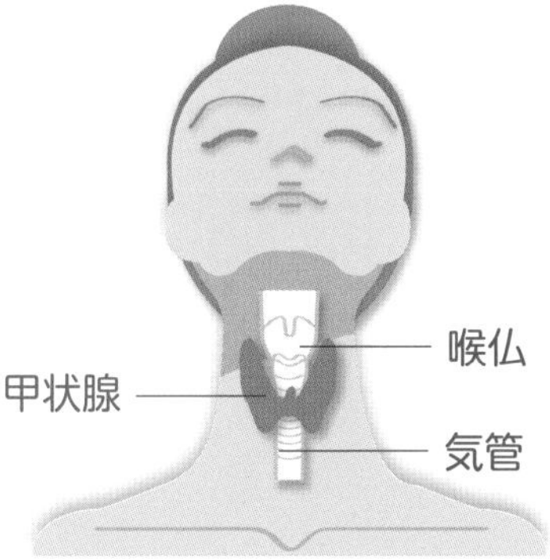

甲状腺の主な病気

ホルモンが少なすぎる 甲状腺機能低下症	ホルモンが多すぎる 甲状腺機能中毒症	甲状腺に腫瘍ができる 結節性甲状腺腫
甲状腺ホルモンが不足し、機能が低下してしまうこと。代謝が悪くなり、太る、無気力、肌の乾燥、抜け毛、むくみ、便秘などの症状が	甲状腺ホルモンが過剰に分泌され、全身の代謝が高まりすぎた状態。多汗、動悸、息切れ、手指のふるえ、などの症状	甲状腺にしこり（結節）ができる病気です。大きく腫れた状態は結節性甲状腺腫とは分け、「びまん性甲状腺腫」と呼びます
	主な病気	
甲状腺機能低下症、橋本病、粘液水腫、手術後甲状腺機能低下症、アイソトープ治療後、無痛性・亜急性甲状腺炎低下期など	甲状腺機能亢進症（バセドウ病）、破壊性甲状腺炎、亜急性甲状腺炎、無痛性甲状腺炎、プランマー病（甲状腺機能性結節）など	良性結節（濾胞腺腫、腺腫様甲状腺腫、のう胞）、悪性腫瘍（乳頭がん、濾胞がん、髄様がん、低分化がん、未分化がん、悪性リンパ腫など）

MEMO

昆布の食べすぎで甲状腺の機能が低下！

甲状腺ホルモンの材料は、海藻類に多く含まれるヨウ素です。ホルモンをつくるのに必要な一方、多く摂りすぎると逆に甲状腺機能を低下させることになってしまうから驚き。ヨウ素を多く含む昆布類を食べすぎて症状が出ている場合もあるので要注意！

かかりやすい病気 甲状腺の病気 2

症状は更年期の不調と区別がつかない!?

橋本病とバセドウ病、更年期に多いのは前者

甲状腺の病気で最も多いのはホルモンが少なくなる「橋本病」。男女比は1対20で女性が多く、中高年女性の5～10人に1人がかかるといわれるほど。橋本病の抗体はあっても症状が出ない人が多く、症状が出て初めて橋本病とわかるため、40代以降に見つかることが多いのです。ホルモンが過剰なバセドウ病ともども、更年期の症状との共通部分が多いのが特徴。

甲状腺ホルモンが不足

寒がり
低体温
うつっぽい
脈拍数が少ない
貧血
むくみやすい
体重が増える
気力がわかない
もの忘れしやすい
筋力が低下
便秘がち
動作が鈍い
眠気を感じやすい
皮膚がカサカサ
声がかれる
足がつりやすい
月経の間隔が長い
経血量が多い
コレステロール値が高い

↓

甲状腺機能低下症
代表的な病気は…橋本病

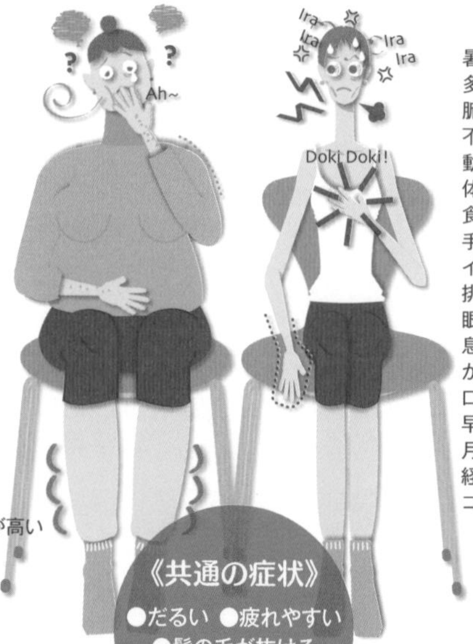

甲状腺ホルモンが過剰

暑がり
多汗
脈拍数が多い
不整脈
動悸がする
体重が減る
食欲旺盛
手足が震える
イライラする
排便の回数が増える
眼球が出る
息切れしやすい
かゆみがある
口が渇きやすい
早口になる
月経の間隔が短い
経血量が少ない
コレステロール値が低い

↓

甲状腺中毒症
代表的な病気は…バセドウ病

《共通の症状》
●だるい ●疲れやすい
●髪の毛が抜ける
●甲状腺が腫れることもある

甲状腺ホルモンは血液検査でチェック

甲状腺機能に異常があるかどうかを判断するのは血液検査。血液中の実質的なホルモン量(FT3、FT4)と、脳の下垂体から分泌される甲状腺刺激ホルモン(TSH)を調べます。FT3はFT4からつくられるため、検診などのスクリーニングではホルモン量はFT4だけ調べる医療機関も。女性ホルモンの司令塔が卵胞刺激ホルモン(FSH)であるように、甲状腺ホルモンにも脳の司令塔がいるのです。異常があれば、司令塔TSHの数値が高くなります。

甲状腺ホルモンの検査

検査項目	基準値
FT3:甲状腺ホルモン(遊離トリヨードサイロニン)	2.3~4.0pg/ml
FT4:甲状腺ホルモン(遊離サイロキシン)	0.9~1.7ng/dl
TSH:甲状腺刺激ホルモン	0.5~5.0μIU/ml

※一般的な健康診断などの場合は、FT3は調べないことも。
※基準値は医療機関(検査機関)によって異なります。

橋本病やバセドウ病は自己免疫抗体の検査で

血液検査で異常があった場合、超音波などの画像検査とともに、甲状腺の自己抗体を検査します。自己を攻撃する抗体ができてしまうと、橋本病やバセドウ病といった病気になります。調べるのは主に右の3種類の抗体。ただ、橋本病は超音波検査で所見があっても抗体がない人や、抗体があっても甲状腺の機能が正常な場合が多いので、診断がとても難しい病気です。

橋本病・バセドウを調べる「甲状腺自己抗体」

抗サイログロブリン抗体(TgAb)
橋本病で陽性になる自己抗体。バセドウ病でも陽性になることも
抗甲状腺ペルオキシダーゼ抗体(TPOAb)
上と同じく、橋本病の診断材料。バセドウ病でも陽性になることも
抗TSH受容体抗体(TRAb)
甲状腺の細胞膜にあるTSH受容体に対してつくられる自己抗体。バセドウ病の原因物質

甲状腺の病気の治療について

甲状腺の機能の異常で治療が必要と診断された場合、多くは薬物治療を行います。ホルモンを補う甲状腺ホルモン薬や亢進を抑える抗甲状腺薬は比較的安価で、正しく飲み続ければ症状は安定していきます。バセドウ病で使用した薬に重い副作用が出る場合は、放射性ヨード治療や手術で甲状腺を全摘することも。

かかりやすい病気 メニエール病

めまいと耳の異常が重なっていたら要注意

更年期の不調に隠れていることもあるので
婦人科と耳鼻科、両方の治療が理想

メニエール病も明らかに更年期以降に増える病気。素質をもっている人は若いときから症状が出ることもありますが、閉経前後には、自分の弱い部分が表に出やすくなり、睡眠不足やストレス、過労などがきっかけで発症している人が多いよう。几帳面な性格の人がなりやすいという統計も。

メニエール病の特徴は激しい回転性のめまい。多くは難聴、耳鳴り、耳閉感（耳が詰まった感じ）を伴います。原因は、内耳にある内リンパ液が増えすぎることが関係しているといわれます。難病に指定されている病気で診断も難しいため、専門医を受診しましょう。

メニエール病の特徴

主な症状	回転性の激しいめまい（浮遊性のめまいの場合も）。難聴、耳鳴り、耳閉感を伴う（初期症状は耳にだけ起こることも多い）
めまいの持続時間	10分から数時間
めまいの起こる頻度	何度も繰り返す。週に数回〜年に数回（個人差が大きい）
原　因	内耳を満たしている内リンパ液が過剰にたまる「内耳リンパ水腫」
発症要因	過労、ストレス、睡眠不足
なりやすい性別・年代	40〜50代女性、高齢者には少ない
治　療	利尿剤などの服用による治療が一般的だが、手術を行うことも
予防／治療後の注意	過労や睡眠不足を避け、ストレスをためない生活習慣を。塩分が多い食事を避ける。有酸素運動を推奨

かかりやすい病気　変形性関節症

痛みがひどくなる前に、理解のある医療機関へ

変形性膝関節症・股関節症は
痛みを放っておかずに適切な運動療法を

　筋肉や腱、関節まわりは、女性ホルモンによって柔らかく保たれています。減少する時期には股関節や膝関節の痛みや炎症が頻発する人も。軟骨がすり減ってしまう変形性関節症を放置しておくと進行して悪化し、ゆくゆくは人工関節置換手術を受けることに。理学療法など適切な方法で運動を続け、痛みを軽減しながら関節を支える筋肉をつけていきたいもの。

正常な膝関節　　変形性膝関節症

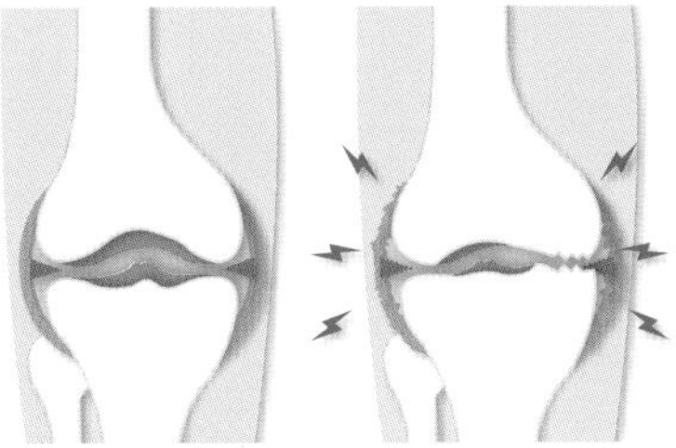

変形性膝関節症になりやすいのは、急に体重が増えた人、運動不足の人、若い頃に膝を酷使するスポーツの経験がある人など。予防のためには肥満を避け、適度な運動と負荷をかけないことが必須です。

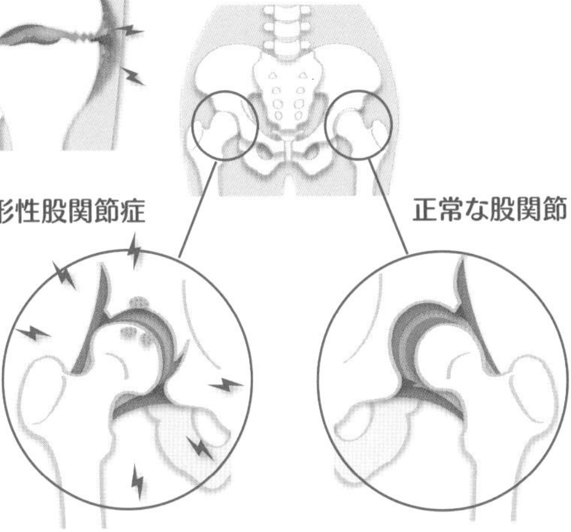

変形性股関節症は、もともと変形しやすい骨の形「寛骨臼(かんこつきゅう)形成不全」が原因のことも多いのですが、新体操やバレエで股関節を酷使したために発症する人も。膝関節と同じく、体重増加や、重い荷物を持つことは避けて。

かかりやすい病気 **脂質異常症**

動脈硬化や、さらに重大な病気の原因にも…

自覚症状がないからこそ、動脈硬化の検査を

女性ホルモンが減るにつれ、コレステロール値が高くなるのは当たり前の変化。なのに、LDLコレステロールや中性脂肪が基準値以上だと「脂質異常症」と診断されることがあります(コレステロール値の性差についてはP64参照)。遺伝性の高コレステロール血症、過食、運動不足、肥満、喫煙、アルコールの飲みすぎなどの生活習慣を改めるのは当然ながら、動脈硬化が進んでいないかを調べていくことが肝心です。

あなどってはいけない脂質異常症

脂質異常症はそれだけでは症状が表れません。そこから静かに動脈硬化が進行し、重大な病気につながるのが問題。動脈硬化は簡単にいえば血管の老化。動脈の血管が徐々に硬くなったり血栓ができたりして、ある日突然、心筋梗塞や脳卒中など命にかかわる病気に！

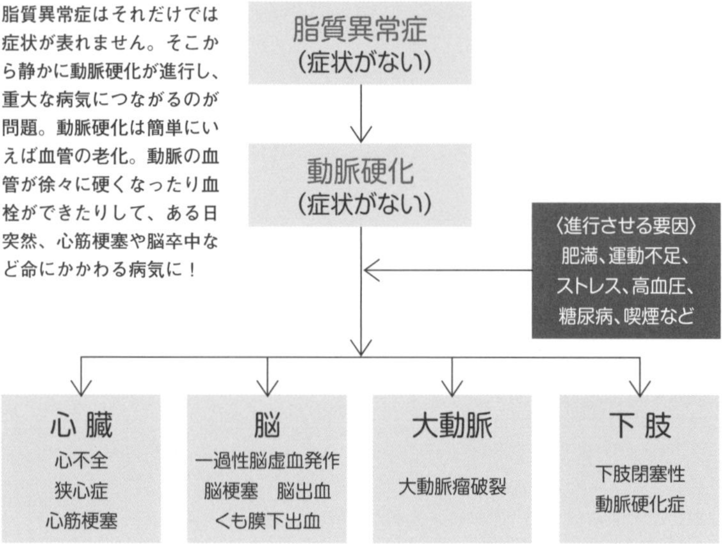

かかりやすい病気 膠原病

女性ホルモンの影響を受ける性差の大きい病気

関節リウマチ、シェーグレン症候群など いろいろな種類がある自己免疫疾患

「膠原病」はひとつの病気を指すのではなく、免疫反応が異常を起こす「自己免疫疾患」に含まれ、血管、皮膚、関節などに慢性的な炎症が起こる病気の総称です。8割以上が女性といわれ、特に更年期女性に多いのが、関節が腫れて痛む関節リウマチ、目や口が渇くシェーグレン症候群などです。発症する原因はまだ解明されていませんが、何らかの遺伝性の素質があり、環境要因が引き金となって免疫反応に異常が起こると考えるのが妥当のようです。もちろん、性差の大きさからすると、女性ホルモンの減少に影響を受けていることも想像がつきます。病気の種類によって治療法は異なりますが、ほとんどの場合、薬での治療を行います。

更年期に発症しやすい主な膠原病

病名	男女比	症状のピーク	症状
関節リウマチ	1対4.5	30~50代	手指、ひじや肩関節、膝関節、足関節、足指など関節周囲に起こる滑膜の炎症。多くは左右対称に腫れや発熱をともなう痛みが出る
シェーグレン症候群	1対14	産後と50代	涙や唾液などの分泌組織に慢性の炎症が起き、分泌が低下してしまう病気。他の膠原病に合併する二次性のものも
全身性強皮症	1対12	30~50代	おもな症状は皮膚の硬化で、内臓の硬化や血流障害も起こす結合組織の病気。皮膚硬化が広範囲に及ぶもの、四肢の末端に限られるものなど
皮膚筋炎	1対3	50代	筋肉の炎症で力が入りにくくなったり、疲れやすくなったり、痛んだりする病気。特徴的な皮膚症状がある場合に皮膚筋炎と呼ばれる

Chiaki's case

column 05

[まさかの生活習慣病の話]

「肝臓の数値に一喜一憂!
悔い改めて肝臓をいたわる生活へ。
閉経後、怖いのは大きな病気です!」

これまで、対馬先生と私は「守り神の女性ホルモンがいなくなったら、一気に病気にかかりやすくなりますよ」と、お経を唱えるように伝えてきました。60歳を過ぎて、自分自身がまさに今、身をもってこのことを体験しています。「え？　まさか私が〜？」と思っていましたが、れっきとした**糖尿病予備軍**。しかも、**肝機能の低下**も起こっていることがわかったのです。

メタボなどの生活習慣病は男性のほうが多いと思っている人はいませんか？　私たち女性にも、閉経を境に表れてきます。血圧、中性脂肪の値が上がる。糖尿病にもかかりやすくなる。肝機能も落ち、肝機能異常の数値が上がってきます。

私は2016年から毎年、**大学病院の人間ドック**を受けてきました。そこで毎年必ず血液検査で印がつくのが、肝機能の

γ-GTP（肝臓のダメージを示す値）という項目。**飲んべえならご存じ**、アルコール摂取に反応しても上がる項目です。友達には「千明さんはワインのせい。お酒飲んでる人はみんな高いから、だいじょうぶよ」なんて言われていました。ところが2018年には、γ-GTPだけでなく、ALT、ASTと**肝機能を評価する3項目**がいっぺんに正常値から飛び出し、要注意マークがついてしまったのです。この数年間の数値を落ち着いてよくよく見てみると、どの項目も正常値には入っているものの、かなりギリギリ。毎年じわじわと悪くなっていることに全然気がついていませんでした。こんなにいろいろ気をつけてきたのに見落としてたことがあったなんて…。それはけっこうなショックだったのです。

人間ドックの担当ドクターによれば「治療の必要はなし」とのこと。それでもなんだか怖くなり、対馬先生のところへ人間ドックの検査結果を持っていきました。それをパッと見た先生は、即、肝炎の検査とMRIのオーダーを書いてくださり、私はすぐに画像センターにMRIを撮りに行きました。そして「**慢性肝機能障害の疑いあり。**脂肪肝や悪性腫瘍、胆のう系の異常はなし。血液検査からは肝炎はなし」の結果にホッと胸をなで下ろしました。それでも、これはまずい、ちゃんと治さなくては！　と心に決めたのです。

私は自分がアルコールに強いと思っていたけれど、それは大きな勘違いだったもよう。私の肝臓さんは、閉経まではなんとか頑張ってくれたものの、もう限界だったのでしょう。ストレス満載の日々に、深酒をしていた時代もありましたが、健康や命のことを考えて、**禁酒**することにしました。

ビタミンEと「ウルソ」という薬を処方していただき、禁酒から2カ月後に再検査したところ、肝機能の3項目とも正常値になりました。それまでの2カ月間は、正直、とても怖かったです。

閉経後は、体の内側も知らずしらず変わっていきます。血圧や中性脂肪、**血糖値や甲状腺ホルモンの値**にも少しずつ変化が出てくるので、肝臓の件以来、私は対馬先生のアドバイスで、同じクリニック内の内科でも診察を受けるようになりました。血液検査で細かくチェックし、対馬先生と同じように女性医療の観点で診ていただいています。こんなふうに予防目的で婦人科に通えると、安心感が違います。更年期からは、女性の体を丁寧に診てくれるかかりつけ医を持つことによって、**人生の質が必ず変わる**と思います。

おいしいディナーには、やっぱりワインを合わせて飲みたいな～と思うけれど、今はノンアルコールにしています。ノンアルコールビールもおいしいものが出ているし、十分酔えることは化学的にも実証されているんだそうですよ！　そして、やっぱり少しでも汗を流す運動をしていかないと、私の肝臓も血管もちゃんと甦らないなと感じています。気がついたときにちょこちょこ歩く、走る。これはもう習慣にしていかなきゃ！　骨盤底筋のエクササイズも含めて、私たちにはやるべきことがいっぱい。いちいち考えなくても勝手に体が動くように、習慣づけていきましょう。

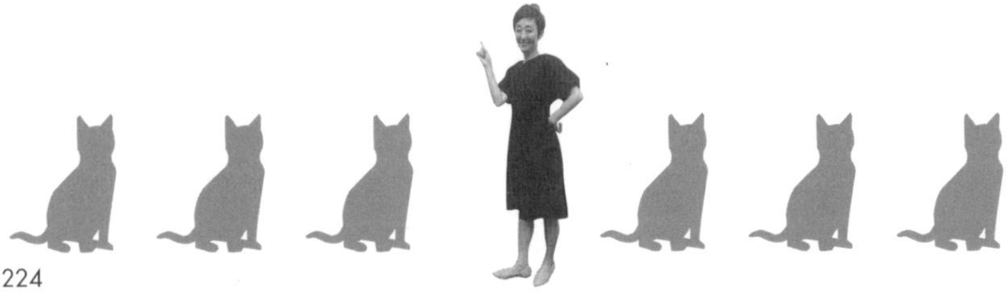

第11章

60歳になったら気をつけたいこと

見かけはとても若くなった現代女性。
でもやっぱり、体の中では着々と老化が進んでいます。
更年期をすぎ、60歳を超えたら
自分の心身とどう向きあっていけばいいのか？
健康についてはもちろん、生活のこと、人生のこと、
60代になったふたりだからこそ言えること、あれこれ。
心に響くメッセージとともに
今からやっておくべき検診や検査もわかります！

対馬　女性は60歳をすぎた頃から、体のすべての機能が低下するんです。大きなトラブル、命にかかわるトラブルにもなりやすい。だからこそ、体のさまざまな機能低下を防ぐこと、臓器の健康を守る工夫が必要なの。

千明　うーん、大変です、私たち。

対馬　結局、脳にしても、認知症になるのは脳機能の低下だけでなく、器質性の変化もあるということ。器質性の変化とは元に戻らない、前の状態には戻せない変化のことです。

千明　どの臓器もみんなそうですよね？

対馬　そう、私たちの体は若いときからずっと代謝によって、いい血管、いい骨、いい筋肉、いいお肌、いい内臓に、と新しく生まれ変わってきたわけです。それが年齢とともに代謝が落ち、機能が低下して、最後には、逆戻りできない臓器や組織の異常による病気が出てきます。

千明　それがもう全身あちこちに出てくるということですね。それはそれは立派な病気の名前がついてくる（笑）。60歳すぎたらもう「高齢者」ですよね。最近は見た目が若いから、自分もまわりも老人だなんて思ってはいないけれど。

対馬　そうね。そういうふうに思えないけれど、でも中身はちゃんと老化しています。外側の見た目だけじゃわからない。いろんなケアだけではすまなくなるので、メンテナンスも今まで以上にしなくてはならない。

千明　目も歯も、それこそ肌のケアも、年をとったら「メンテナンス」が必要ってよくいいますよね。あれもこれも一気にやらなくてはいけなくなって、でも本当に大事なことを効率よくやれているかというと、そうでもなく…。なんだか些末《さまつ》なことばかりしているような気がします。

メンテナンス

対馬　今の日本人の生活は、時間に追われてますからね。ちょっと新しい時間の使い方を考えていかないと。

千明　本当ですよね。私たち、ファックスが登場したと思ったら、ワープロになってパソコンができて。今やスマホなしでは何もできない。便利になればなるほど忙しくなるじゃないですか。前は少しは「待つ」という時間があったのに、今は誰も、何も待てない。だからますます忙しい。何を見ても、あのケアも大事このケアも大事と書いてあって「あ〜、これもやらなくちゃいけないんだ！」となってしまうから、もう少し根本を見直すことが大事かも。

対馬　何が大事かをまず考えないとね。やっぱり大事なのは、自分の体や自分の生活。生活というのは生きていることを味わうこと、楽しむことだというふうに位置づければ、それに割く時間を取れるんじゃないかしら？　余計なメールやLINEを見たり、TwitterとかFacebookとかSNSを見てはいろいろ返事したり(笑)、私たち、そういうことにすごく時間を割いてるでしょ。でも、そういう時間を取らなくても、豊かに生きていけるんじゃないか、とか。プライオリティを見直してみることも大事。少なくとも、週に1回か2回、本当に大切な自分の生活の時間、大切な日というのをつくってもいいのかもしれないですね。

千明　「患者力」という話もしたけれど、こちらは「生活力」

ね。自分の生活を、自分の人生を大事にする力。自分が主体となって生活すると、医師も使えるし、知識も使える。ただ、いろいろな新しい情報、新しい知識が入ってくるのをうのみにしていると、やることが増える一方で…。

40代50代の皆さんへ
今だから伝えられること、
たくさんある気がします！

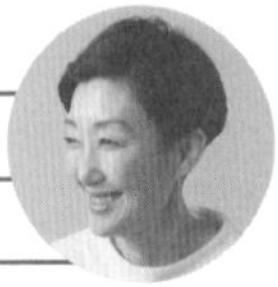

対馬　そうね。次から次へと新しい習慣を増やそうとして、結局何も続いていなかったり。きちんと習慣にできるものをコアにして、そこを大事にしていったほうがいい。60歳になって、「私たち、何のために生きてるんだろう？」と一度立ち止まることは、すごく大事ですよね。

千明　私、いろいろ決めたんです。毎週月曜日は人に会わないとか、木曜日はこうして金曜日はこうする…とか。そういうふうに決めるだけで、ずいぶんすっきりしたんですよ。

生活力

対馬　いちばん大事な習慣は、まず「私はこうする」と決めること。それは検診の習慣でもそうだし、お酒はいつ飲むとか運動をするとか、いろいろなことについて自分自身が決めていくんです。本当の習慣になるには、たぶん何カ月、何年もかかっていくのかもしれないけれど、まず自分がこうしようと決める力があれば、だんだんにその人らしい習慣になっていくんだと思います。

千明　私、以前を振り返ると、すごく無理して働いた時期があって、かなりストレスを抱えていたなと。そしてそのストレスとの闘いの時期、ワインをすごく飲んでいたんです。実は最近、肝機能の数値が悪くなっていて、線維化(※硬くなること。進むと肝硬変に)も進んでいることがわかった。それで昨年くらいから禁酒もしています。食生活も含めて、心の持ち方を変えないといけないと思って、自分に負荷をかける障害物を取り除いていこうとしてるところです。

対馬　まさに総ざらいしてるのね？

千明　そう、医療だけでも、食事だけでもない。サプリも何もかも総動員して、人生も仕事も何もかも総ざらいです。今、肝臓が悪いことがわかったけれど、まだがんというわけでもない。でも、ここで悔い改めないと本当に大きな病気になってしまうので、生活習慣も改めたいと思って。心を軽くして、ちゃんと食べて、それからやっぱり運動が大事。

50代を振り返って
60代70代をデザインして
いくことが大切よね

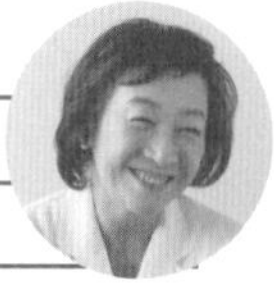

対馬　今、運動は何してるんでしたっけ？

千明　今は、週1回は1時間ラン＆ウォーク。最近、縄跳びも買ったんです。振動を与えるような運動がいいと思って。

対馬　やっぱり更年期って、すごく大きな変化がありますね。私、40歳すぎた頃「あれ？　今まで頑張って仕事してきたけれど、自分らしい仕事はいつからするつもりだろう？」「仕事を自分のものにするのは、今からよ！」と思ったんです。それで女性医療を始めたの。それまでは普通の産婦人科医だったんだけど、女性をちゃんとトータルで診られる医者になろうと思って、そこから勉強を始めたんです。でもやっぱり50歳前後には体がすごく変わっていって、病気もしたし、今から思うと体調もそんなによくはなかった。そして60代になって「やっぱり老化してきたな」と感じている。でも、ここからもまだ仕事もできるし、楽しいこともできる。まだ時間はあると思ってるんです。

千明　だって「人生100年時代」ですもんね！

人生100年

対馬　そうよ。今までの日本の女性医療は、ちょっと違っていたと思うの。専門家から見た治療法しかなかったけれど、今後は私たちが当事者。生身の女性として、人生100年をどう自分らしく生きていけばいいのか。その観点から見た女性ホルモン、ホルモンの変化・補充、そして自分にとっての女性ホルモンとは何なのか——。セクシュアリティもアイデンティティも、ホルモンから見直して生きている感じがする。まだまだ正解みたいなものは見つからないけれど。

千明　骨折している場合じゃない（笑）。身近でね、60歳をすぎて骨折する女性がすごく増えてるんです。どんなに若いと思っていても、折れるものは折れる。特に女性は、それまで骨を守ってくれていた女性ホルモンが下がると、骨粗しょう症に近づいていきますよね。

対馬　骨粗しょう症は、骨の強度、骨密度が低下して骨折しやすくなる病気。全身の骨がもろくなるから、軽い力が加わるだけでさまざまな部位で骨折をしやすくなります。軽く転んだくらいで、背骨や足の付け根、膝や足首、それから手首、腕の付け根なんかも骨折を起こしやすくなってしまう。

千明　転んで手をついて手首を骨折したっていう友人、よくいます！　肋骨、尾骨、足も骨折しやすい。

対馬　あとは、背骨が潰れていく。背骨の後ろ側は複雑な骨の構造になっているから潰れにくいんだけど、前側が潰れる。すると背骨が全体に前に曲がってきて背中が丸くなるんです。背骨は次々と潰れていって、円背《えんぱい》っていう、前に曲がった丸い背中になる。それによって、腰痛や日常生活動作の低下…つまり、生活の質が低下していきます。それから、スッテンとお尻をついただけで、大腿骨の根元を骨折しやすい。骨頭部分と大転子の部分の骨は大きいけれど、その間が細い。しかも血流が悪いんです。骨折の中でも、今言った大腿骨近位部の骨折は介護が必要な状態、いわゆる寝たきりの要因になってしまいます。

骨折には要注意。転んでも
大きな怪我になってしまう
危険性が大きいのです！

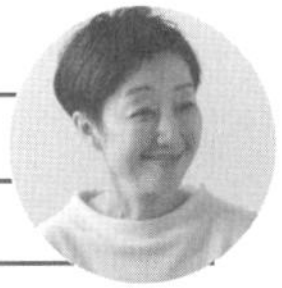

千明　背骨の骨折とか股関節近くの骨折をした人は、認知症になるリスクも高いって言いますよね。

対馬　大きな骨を骨折すると、あまり動けなくなるからね。運動不足になり、血流が悪くなり、その結果、動脈硬化も起こしやすい。さらに肥満になり、糖尿病になり…みたいなことも連鎖していきます。やっぱりちゃんと動ける体をキープすることがなにより大事。骨折してからそれを治すんじゃ、遅いんです。骨折しないように体をキープする。そのために、運動やきちんと考えた食事、栄養が基礎になるの。

千明 骨密度低下、怖すぎます！

骨が弱くなったら絶対だめ！
目には見えないけれど
血管を若く保つことも大切

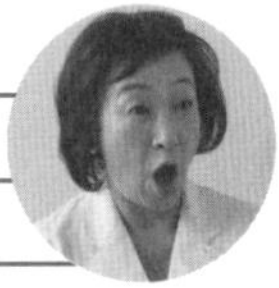

対馬 特に女性の場合、更年期にガクッと骨密度が落ちます。男性はゆっくり。もともと男性は骨が太いから骨折しにくいし、男性は男性ホルモンもそんなに急に下がらないので、骨密度もゆっくり下がっていきます。対して女性は、もともと骨も細くて骨密度も低く、さらに50歳前後で女性ホルモンがガクンと落ちて、ますます骨折しやすくなる。特に60代以降は、本当に気をつけましょう。

千明 それから、骨とともに、血管にも気をつけたほうがいいですね。血管はゴム管みたいなものだって言われますが、脂質異常症によって劣化してしまうんですよね。

対馬 そうそう。血管の内側の膜は脂質でできていて、コレステロールが蓄積しやすくなっているのね。LDLコレステロールとかVLDL（超低密度リポタンパク質）という細かい脂質が内側にべったりくっついて、それがヘドロのようにドロドロになり、血流が悪くなり、血管が狭くなってくると同時に、血管自体が劣化してきます。最後はその管がミリッといくわけ。それが出血になったり、詰まると血栓塞栓症《けっせんそくせんしょう》ということになります。血圧や脂質がずっと高いままだと、動脈が硬化しやすい。また、血管を柔らかく保つ働きのある女性ホルモンが下がってくる更年期というのは、女性が血管に対して意識を高めておかないと、そのあとに大きな血管のトラブル、循環器系のトラブルに発展しやすいんです。脳出血とか心筋梗塞とか、命にかかわる重大な病気です。

千明　動脈硬化は高血圧や脂質異常症、糖尿病などの生活習慣病も関係してきますよね。予防は30代、40代から、検査は40代、50代から。そして60代からは…。

対馬　60代以降は、もう誰でもなるものだと思って！　本当に必要だと思われたら、血圧を下げる薬や脂質を下げる薬も飲んだほうがいいですね。そして、動脈硬化の検査も大事。私のクリニックの検査にも入っているけれど、血管の壁の厚みを測ったり、頸動脈の分岐部のプラーク、こぶができていないかを超音波で見る検査と、血管の硬さなどを見る動脈脈波（CAVI《キャビ》）という検査があります。

骨と血管

千明　仰向けで腕と足首の血圧と脈圧を見る、あれですね。

対馬　血管のしなやかさ、血管の若さを測る検査なの。こういう血管の評価はとても大事。大きな血管だけでなく小さな血管もね。血管の90%以上は小っちゃな血管です。その血流が悪いと組織の老化を招いてしまうから、微小血管の血流はよくしたい。最近は爪の根元で見たり、いろんな場所で測れます。目の網膜でも血管が見える。

千明　微小血管と毛細血管は同じものですか？

ゴースト血管

対馬　微小血管には毛細血管と細動脈、細静脈も含みます。男性医師は特に大きな血管が好き（笑）。循環器内科医も心臓の血管はよく見てくれるんだけど、微小血管に着目するのはやはり私たち女性医師ならでは、と思っています。

千明　毛細血管のゴースト化って、よく聞きますよね？

対馬　ゴースト血管。血流がなくなった血管のことです。その状態が続くと、いずれは消えてしまう。血管の病気というと、動脈や静脈など太い血管の病気を思い浮かべるけど、大きな血管が詰まる前に小さな血管の流れが途絶えてしまう。だから微小血管をケアして末端の血流をよくしておけば、生活習慣で起こるような病気を未然に防げるんです。

千明　血管の若さを保つために、自分でできることといったら何がありますか？

対馬　食事の工夫、適度な運動、ストレスをためないこと。栄養ではナットウキナーゼがいいとよくいわれていますね。血栓を溶かすことで、動脈硬化症予防に役立つと。こういう小さな血管を守るための物質も研究されてきています。

千明　血糖値の乱高下が血管をボロボロにしていく「血糖値スパ

イク」も気になっています。たぶん私は、そのタイプ。

対馬　血糖値は乱高下してるの？

千明　脂質は問題ないのに動脈硬化がすごく進んでいるから、血糖値スパイクが起きてるんだろうなと。食後、短時間のあいだ高血糖になるスパイクが繰り返されると、いろんなところで動脈硬化が進んで血管が傷む…。糖尿病でなくても、血糖値スパイクを起こさない食生活は大事ですよね。

対馬　脂質代謝と糖の代謝は基礎になるからね。なぜかというと、私たちは脂質とか糖質を使って脳の細胞を動かしたり、血流でもっていろいろな物質を体のあちこちに運んでいます。自分の大事な細胞に栄養を与えるためにこういう代謝システムが必要なのであって、これがうまくいかないとなると、組織が早く老化してしまうんです。

血糖値

千明　あ〜、だからそこは頑張って守らなくては！

対馬　若いときは何もしなくても守られているんだけど、60歳以上になったら、それはもう心がけと習慣と技術の差。どの人も本当に弱くなってきますからね。

千明　さらに、口の中の健康、歯にも気を遣っていかないと。気をつけるのは歯周病だけじゃない。唾液の分泌も減って、口の中がカピカピになってしまいますからね。

対馬　実は、糖尿病や動脈硬化、骨粗しょう症も、口の中の健康に影響してるんですよ。特に女性ホルモンが落ちると、ガクンと口腔内環境が悪くなる。閉経後は、歯周病菌も急激に増えるし、唾液の自浄作用もなくなるから、同じように歯磨きしても菌が残ります。それで口臭がひどくなったり、歯周病が進んで歯が抜けていく。最終的に、歯がかなり抜けてしまう…というところまで行く人もいます。早い人と遅い人がいますけれどね。だから、どうやって虫歯や歯周病の進行を抑えるかはとても大事。それから骨粗しょう症になると、顎の骨が弱くなって、顎骨《がっこつ》壊《え》死《し》とか顎骨の骨折も起こしてしまうんです。

口腔トラブル

千明　わぁ、顎まで骨折するんですね…。恐るべし骨粗しょう症。いや、その前に骨密度の低下！

対馬　口の中の問題は歯だけじゃないの。目に見えるのは歯だから、みんな「歯が大事」と思うけれど、歯肉とか舌とか。それに口腔と腸はつながっているから、口腔内にいる菌は腸内細菌と一緒。それで口腔内の健康も急激に悪化する場合もあるんです。でも「80歳で20本の歯を残そう！」っていう〝8020運動〟、昔は全然無理だったけれど、今は最も成功した健康運動だっていわれていますね。

千明　それって、歯磨きの習慣が行き渡ったからというより、栄養状態がよくなったためなんじゃないかともいわれていますよね？

対馬　そうね。ちゃんと栄養を摂って、衛生面でもいい状態を保つと、歯も長生きするんですよね。歯のカルシウムも歯肉の栄養も考えつつ、なるべく悪い菌を増やさないで、口の中の環境をよくしていきましょ。

千明　歯石、歯垢を取るのも大事でしょう？　歯周病がひどくなると心筋梗塞を起こしやすいっていうから、私、1カ月に1回は歯のクリーニングに行ってるんです。

「口の中の状態は、全身の健康状態とリンクしてる」これはもう常識よ！

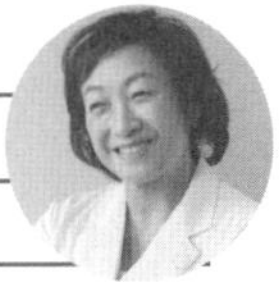

対馬　えっ、本当？　痛くない？　私、2カ月に1回クリーニングに行ってたら「ちょっと知覚過敏になってます。そんなに来なくていい」って言われたんだけど（笑）。

千明　私は一生懸命磨きすぎるタイプだから、逆に頻繁に行ってきれいにしてもらいたいんです。そうでないと、自分で歯磨きしすぎて、引っかき傷だらけになる（笑）。

歯周病

対馬　口腔内洗浄については、洗浄の技術など、日本はすごく遅れてるといわれてるんです。歯磨きだけじゃなく、歯間ブラシとか舌磨きとかね。それから口の中のマッサージや、舌の運動もとても大事。最近はそういうことも、歯科医師さんたちがわりと積極的にやるようになっています。

千明　「全身の状態と口腔内の状態がリンクする」という考え方

が普通になってきたことはとてもいいですね。でも、またまたやることが増えちゃうな。昔はみんなヒマだったからいいと思うんだけど(笑)。朝からよく歯磨きして、栄養を考えてちゃんとごはんを作ろう、よく噛んで食べよう、食べ終わったらまたしっかり歯磨きしよう。…なんかそういうのを考えてると、一日中やることばかり!

スクリーニング検査

対馬　定期検診をしてるんだから、あまり神経質にならないで。

千明　そうですね。私もでしたけれど、いつどんな検診をやるべきか、皆さん迷うと思うんです。年代によっても違いますし、負担の大きい胃の内視鏡検査、あと大腸内視鏡検査とか、勇気がいりますよ。

対馬　それは二次検診でいいのよ。まずは「スクリーニング検査」が大事。スクリーニングというのは、最も負担が少なくて、大勢が受けられる検査です。それで引っかかったら、リスクがあるということで二次検査に進む。リスクもないのに胃や大腸の内視鏡検査は頻繁に受けなくていいの。例えば、大腸がん検診は便潜血検査を受けて、そこで異常が出たら大腸内視鏡。胃も、まずは血液検査で胃がんのリスクを調べるABC検診でいい。バリウム検査は必要ないです。ABCを受けて、内視鏡はその後ですね。ちなみに乳がんのスクリーニング検査はマンモグラフィです。高濃度乳房だったらエコー、毎年ちゃんと受けましょうね。

女性検診

千明　当たり前の話ですけど、遺伝的な疾患のリスクが心配な人は、詳しく検診したほうがいいですよね？

対馬　そう。スクリーニング検査は誰もがまず受けたほうがいいんです。大事なのは、かかりつけ医と相談して、その人のリスクを洗い出すということ。一人ひとりリスクが違うから、どの検査だけ受けていればいい、ということではない。私のクリニックの「女性検診」は、まず女性ということと年代を考慮した基礎検診セットを組んでいるから、あとは個人個人のリスクを相談して、遺伝や生活習慣などを考慮して、オプションの検査を追加する感じですね。

40代50代で検査すべきことと60代にしたほうがいい検診、ちょっと違いますね

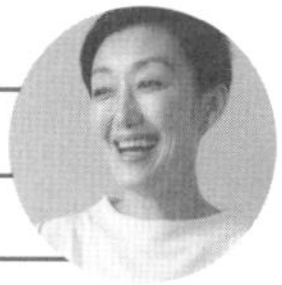

千明　50代、60代で必ず受けたい検診は？

対馬　1～2年に1回、婦人科系は子宮頸がん、子宮体がん、HPV（ヒトパピローマウイルス）、乳がんは超音波とマンモグラフィ。血液で調べる検査としては、貧血、鉄、カルシウム、肝腎機能、脂質、糖以外に女性ホルモン、甲状腺機能、リウマチ因子。うちのクリニックでは、さらにそこに骨密度や腫瘍マーカー、胃がんのスクリーニングをする

ABC検査、大腸がんの便潜血検査などを追加した「女性総合ドック（アンチエイジングドック）」もあります。心電図や胸部X線、糖尿病のインスリン検査などをプラスした内科をしっかりチェックできるコースもありますよ。（P251参照）

定期検診

千明　甲状腺ホルモンはなかなか忘れがちかも！　40代以降の女性なら、甲状腺検査は絶対ですね。甲状腺の病気は本当に女性に多いし、更年期の症状とも間違われやすいのに、人間ドックでも項目に入っていないことがよくあるみたい。それから、目の検診はどうすればいいですか？

対馬　眼底と緑内障などの検査を1年に1回したほうがいいですね。眼科で目の総合検診といえば、視力、眼圧、眼底、視野検査などもしてくれます。

千明　腹部エコーも受けてみたらいいですよね？

対馬　そうですね。あとは肺。胸部X線では肺がんは見えにくいので、本当はヘリカルCTとか喀痰《かくたん》検査しかないかな。

千明　じゃあそれは今度、先生にオーダーを出してもらおう。私、肺がんも心配だから。タバコを吸っていない人はリスクは低いと思うけど、まだその検査はやっていないので。

対馬　神経質になりすぎず、頑張りすぎずにね。自分の年齢やリスクと相談して、検診内容は毎年見直しましょう。

第12章

自分の体を守るのは自分自身！1年に1回は受けたい女性検診

年代や性別にかかわらずに受ける「健診」は
健康かそうでないかを判断するために設定されたもの。
でも閉経前後とそれ以降は、刻々と変化していく
女性の体を考えた「検診」を受けることが肝心です。
いちばん大事なのは、将来に不安がないように
自分の健康戦略を気軽に相談できる
かかりつけの婦人科医を見つけること。
対馬先生と千明さんのような素敵な関係を目指して。

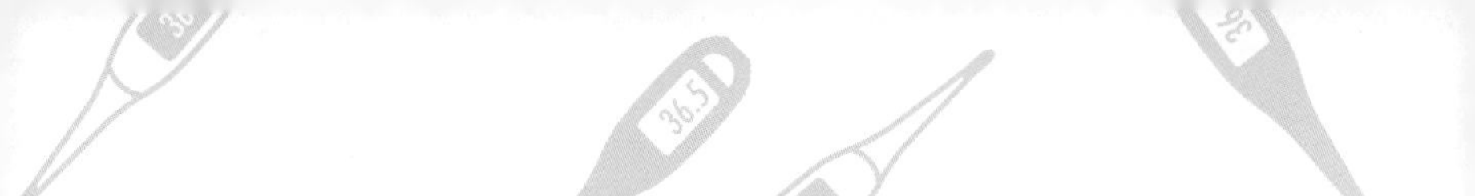

「健診」と「検診」の違いを知っていますか？

40代以降が受けるべき「検診」

「健診」は健康診断の略で、健康かどうかを確認すること。一方「検診」は、病気をいち早く発見して治療し、将来に役立てること。どちらもとても重要です！

年に1回の定期的な「健診（健康診断）」、どこで受ける？

健康診断

健診（健康診断）とは、健康状態をチェックするための検査コースの総称。会社員は労働安全衛生法に基づき、年に一度の定期健康診断の受診が義務。40～74歳の医療保険加入者が対象の「特定健康診査（特定健診、メタボ健診ともいう）」も年1回あります。医療機関によっては通常の検査コースとして「健診」を設定している場合も。

人間ドック

人間ドックも健康診断のひとつです。法的な義務はなく、個人の意思で受診するものなので、基本的に自費ですが、最近では費用を補助する職場も。一般健診や特定健診に比べ、内視鏡やCT、MRIなどの画像検査も含まれ、施設によって多様なコースが用意されていて、病気の早期発見が目的になっていることが多いようです。

ぜひ利用したい、全国の自治体が実施している「検診」制度

5大がん検診

市区町村が実施しているがん検診は「対策型検診」と呼ばれ、住民登録している人が対象。男性は3つ、女性は5つの検診を年齢に応じて受けることが推奨され、無料あるいは一部自己負担です。

市区町村の「対策型がん検診」内容

種類	検査項目	対象者	受診間隔
胃がん検診	問診に加え、胃部X線検査 または胃内視鏡検査	50歳以上 （当分の間、胃部X線は40歳以上に実施可）	2年に1回 （当分の間、胃部X線検査は年1回実施可）
子宮頸がん検診	問診、視診、子宮頸部の細胞診および内診	20歳以上	2年に1回
肺がん検診	質問（問診）、胸部X線検査および喀痰細胞診	40歳以上	年1回
乳がん検診	問診および乳房X線検査（マンモグラフィ） ※視診、触診は推奨しない	40歳以上	2年に1回
大腸がん検診	問診および便潜血検査	40歳以上	年1回

出典：厚生労働省ホームページ［がん検診の種類］

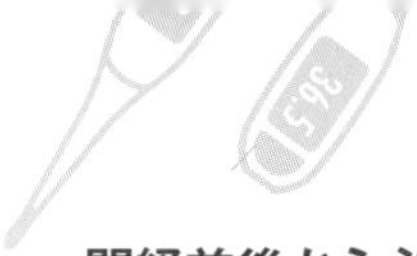

閉経前後から必要な検診をチェック！

女性検診（婦人科検診）

- 乳がん検診
（マンモグラフィ）
（乳腺超音波/エコー）
（乳房視触診）
- 子宮頸がん検診
- HPV検査
- 子宮体がん検診
- 経腟超音波
（エコー）
- 女性ホルモン検査
- 甲状腺機能検査
- AMH
（卵巣年齢／抗ミュラー管ホルモン）検査
- 膠原病検査
- リウマチ因子検査
- 骨密度検査
- CAVI（動脈脈波）検査

女性向けの検診コースに定義はありません。「子宮頸がんの細胞診」だけを婦人科検診と呼んだり、乳がんと子宮頸がんだけのコースも一般的ですが、それは主に40歳未満の場合。特に更年期以降は子宮体がん検査が必須です。卵巣の異常を調べる経腟超音波（エコー）は「卵巣がん検診」と表記されている場合も。その他、女性ホルモン検査、AMH検査は更年期レベルを知るためのもの。更年期とそれ以降かかりやすい病気を発見するのに欠かせない検査です。閉経後であれば、動脈硬化を評価する「CAVI」も受けておきましょう。

検診率の低さは大問題。自分を守れるのは自分です！

更年期にあたる女性1000名以上へのアンケート調査では、検診率の低さが際立っています。特にがんは、どんな最先端治療よりも早期発見が有効。それを肝に銘じて、検診へ一歩踏み出して！

過去2年以内に受けた検診は？

子宮頸がんも乳がんも、
検診率が日本の平均以下！

諸外国に比べて検診率の低すぎる日本。子宮頸がんも乳がんも40%台のはずですが、今回の結果からさらに低いことが想像できます。

検診を受けない理由は？

必要性を感じない、高い、面倒!?
正しい知識をもつことが大事

必要性は大いにあるはずなのに、間違った解釈で、検診を受けていない実態が浮き彫りに。正しい知識を身につけて、必ず検診へ！

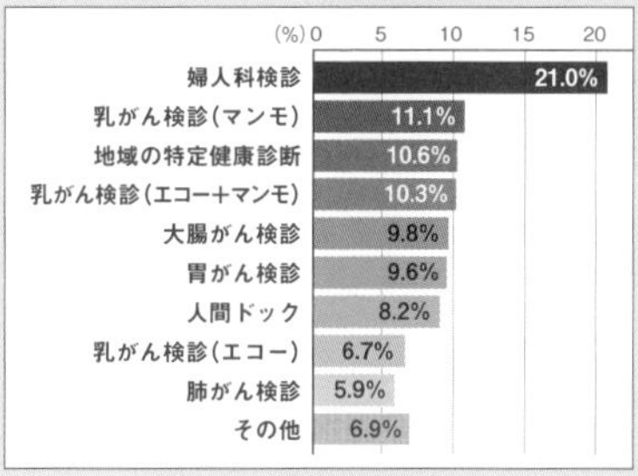

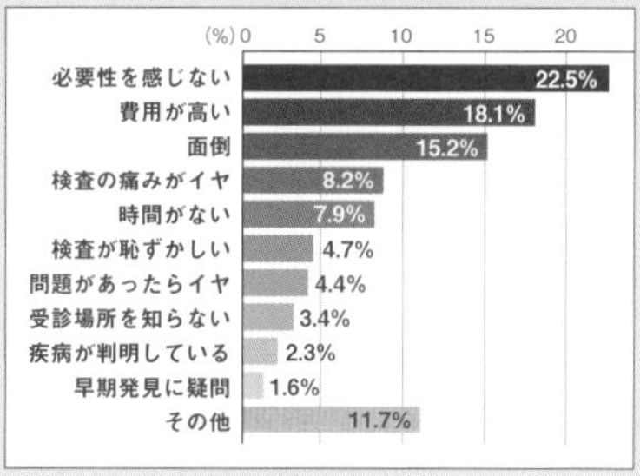

集英社『OurAge』読者アンケートより（2020年4月実施／回答1154名・平均年齢48.7歳）

更年期世代からのマストはこのふたつ
乳がん検診＆子宮がん検診

何はなくても最低限受けたいのが、乳がんと子宮がんの検診。市区町村が実施しているがん検診には検診費用の補助があるので、各自治体のホームページで確認を。

1 乳がん検診

マンモグラフィ

**微細な石灰化の発見も可能！
乳房全体を把握できるX線検査**

乳腺超音波検査（エコー）

**高濃度乳房の人のがん発見に有利。
ポイントを詳しく診るのはこちら**

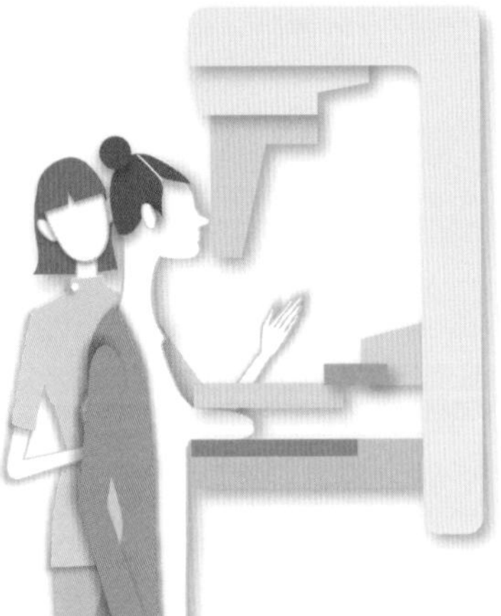

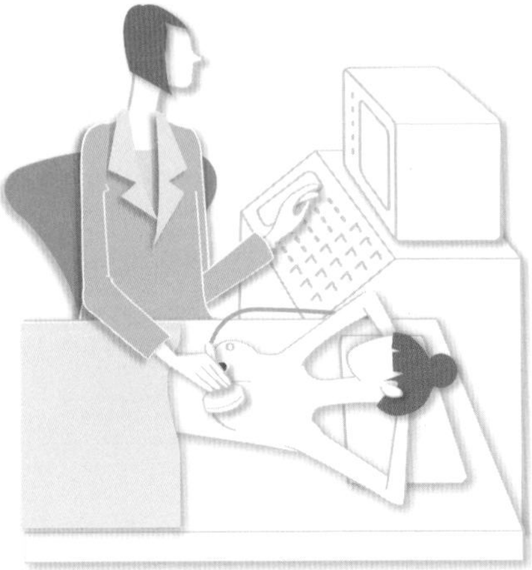

がんの特徴である微細石灰化を見つけられるのはマンモグラフィだけ。数十秒間、圧迫板で乳房を挟むため、人によって痛みを感じることも。40歳以上は高濃度乳房（右ページ）の人も減るため、メリットが大きくなります。

閉経前に多い乳腺が発達している人でも、痛みがなく、がんが見つけやすいのが特徴。一方、しこりにならないがんは発見しにくいのが短所。治療の必要のない良性の病変も拾い上げるため、区別に注意が必要といわれます。

誰がかかってもおかしくない40歳以上は
マンモグラフィと超音波検査の併用が理想

自治体が実施する対策型がん検診（P242参照）では、乳がん検診はマンモグラフィのみです。マンモの弱点は厚い乳腺の陰に隠れた乳がんの発見。そのため、一般的に乳腺の発達した若い世代には超音波検査、40歳以上にはマンモが推奨されることが多いのです。でも、40歳以上は好発年齢。高濃度乳房の可能性もあるので、両方受けるべきでしょう。マンモが痛くて苦手なら、せめて1年ごとにマンモグラフィと超音波を交互に受けて。

自分が高濃度乳房なのかどうか？
乳がん検診で聞いてみるのがいちばん

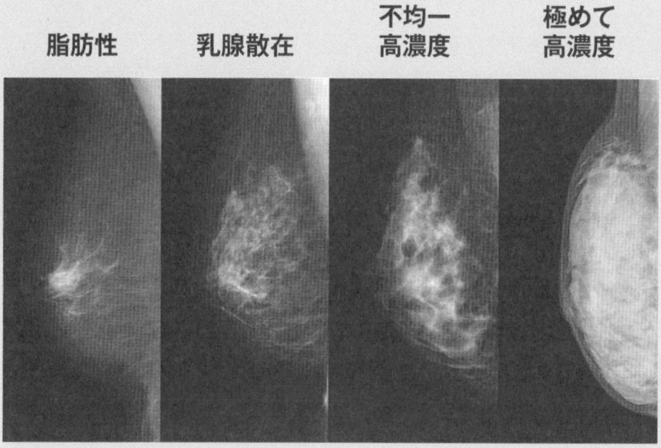

高濃度乳房（デンスブレスト）は、脂肪より乳腺（乳管・小葉）の割合が多い乳房のこと。「不均一高濃度」と「極めて高濃度」がこれにあたります。ただ、マンモグラフィの画像以外では診断が難しいうえ、自治体の対策型がん検診では通知しないのが普通。対策型以外の検診で、結果説明を受けるときに医師に直接聞いてみるのが賢明です。

画像提供：NPO法人 乳がん画像診断ネットワーク

② 子宮がん検診

細胞診・超音波・内診で完璧！
子宮頸がんに加えて子宮体がんと卵巣のチェックを

多くの子宮がん検診は、子宮頸がんについて調べることがほとんどです。ところが近年、40代以上に増えているのは子宮体がんのほう。両方の検診を受けるべきなのは明白です。また、せっかく内診をするなら、同時に卵巣に異常がないかを確認してもらうと卵巣がんのリスクも下がります。

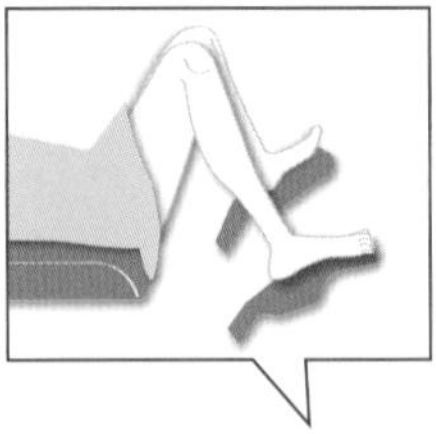

検査は内診台で一度でOK！

内診台に抵抗があるという人も多いですが、子宮がん検診は、ほかに移動することなく一度で終了。恥ずかしがっている間もなくあっというまに終わります。

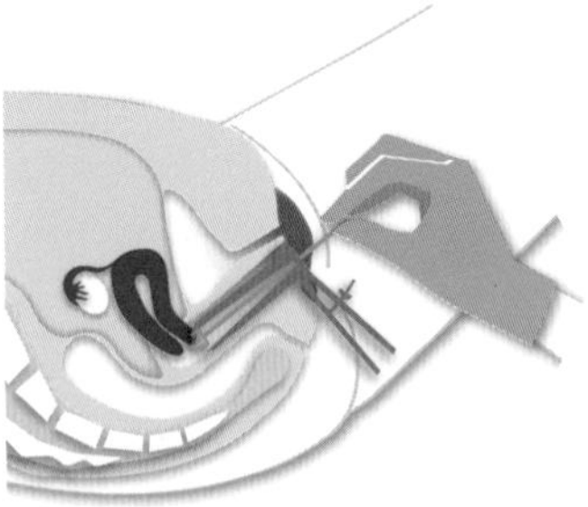

頸がんと体がん検診は、腟鏡（クスコ）と呼ばれる器具を腟に挿入して行います。腟壁や子宮口を目で見たり、器具を入れて子宮頸部と子宮内膜の細胞をこすり取ります。

子宮頸がん検診
（子宮頸部の細胞診検査＋HPV検査）

子宮頸がん検診は、婦人科専門医による内診を含む子宮頸部の細胞診で、厚生労働省が推奨しています。自分で子宮頸部の細胞を採取して検査機関に郵送する方法もありますが、誤診率も高いと心得て。

子宮体がん検診
（子宮内膜の細胞診検査）

子宮体がん検診のほうは、子宮の奥にある子宮内膜の細胞を取る検査です。人によって多少痛みを感じることも。リラックスして体の力を抜くことが、痛みを軽減する最大のポイントです。

経腟超音波（エコー）検査

経腟超音波（エコー）は、親指の太さほどのプローブ（棒状の器具）を腟内に挿入し、映し出される画像で子宮や卵巣を観察するもの。痛みはなく、がん検診の前後に行います。子宮筋腫や腫瘍の有無、卵巣の腫れやがんなどの発見もここから。

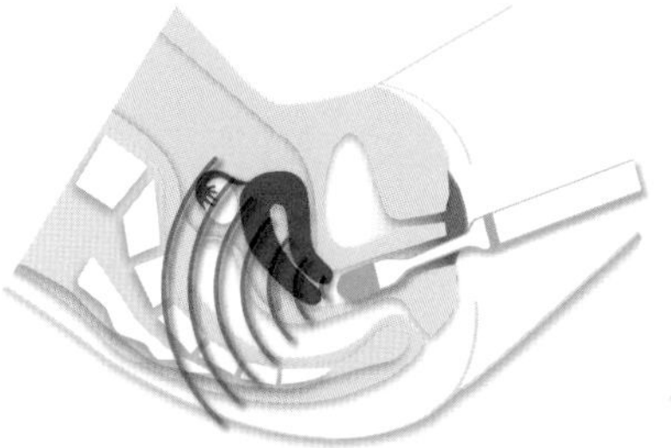

経腟専用の細長いプローブを使い、モニター画面で観察する方法。お腹の上からよりも鮮明に見られるのが特徴。

内診

内診とは触診のことで、手指で子宮や卵巣の形状や位置などを確認します。内診は婦人科検査の基本で、子宮筋腫や内膜症、ポリープ、卵巣腫瘍などを見つけてもらう絶好のチャンス！

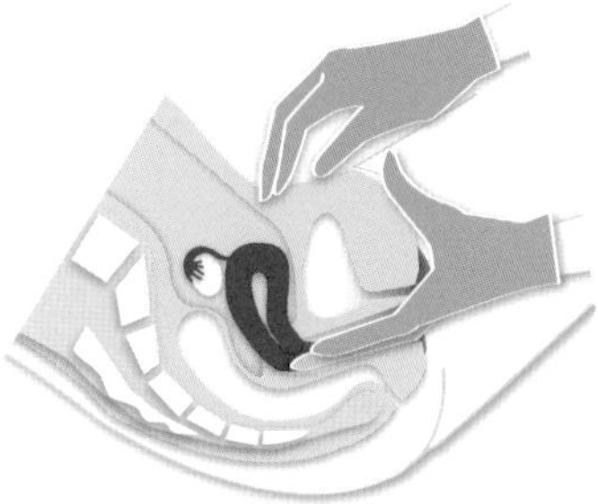

片手指は腟内、もう片方の手はお腹の上から挟み込むように押します。押すことによる痛みの有無も確認のひとつ。

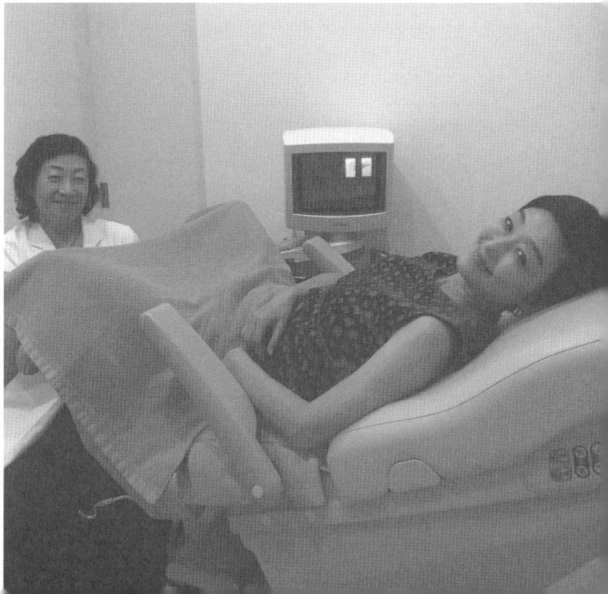

患者と主治医の関係でもある、対馬先生と千明さん。定期検診も欠かしません。内診台に乗ってこの笑顔、検診の結果は良好かな？

集英社『OurAge』「吉川千明ハッピー女神プロジェクト」より

40歳をすぎたらぜひ定期的に！

検診リスト一覧

※検査費用は、医療機関によって異なります。目安には保険診療と自由診療が混在している場合もあります。

診療科	検査名	検査方法	内容・検査項目	備考	検査費用目安
相談	総合健康相談	問診票を元に医師との面談	ふだんの体調や気になる症状の相談等		主に検診に含まれる
婦人科	子宮頸がん検診	細胞診	子宮頸部の細胞を採取	自治体検診あり	3,000~6,000円
	HPV検査	細胞診	子宮頸がんの原因となるウイルスの感染の有無		3,000~5,000円
	内診	手指での触診	子宮や卵巣の状態を調べる		他の検診とセット
	経腟超音波（エコー）検査	腟にプローブ（超音波発信器）を挿入	子宮筋腫、子宮内膜症、卵巣腫瘍などをチェック		3,000~4,000円
	クラミジア検査	細胞診	性感染症を調べる		4,000~6,000円
	ホルモン検査	血液検査	女性ホルモン（FSH、LH、E2）、男性ホルモンの数値を測定		5,000円～
	子宮体がん検査	細胞診	子宮内膜を調べる		5,000~9,000円
乳腺（外）科	マンモグラフィ	乳房専用X線撮影	しこりや石灰化などを見つける	自治体検診あり	5,000～10,000円
	乳房視触診	眼と手で診察	大きいしこりや分泌物を調べる		1,000円～
	乳腺超音波（エコー）	乳腺超音波	小さなしこりなどを調べる		3,000円～

診療科	検査名	検査方法	内容・検査項目	備考	検査費用目安
内科・整形外科	骨密度（骨粗しょう症）検査	多種の検査方法あり	DXA（デキサ）法[2種類のX線を使って主に腰椎と股関節（大腿骨頸部）を測る]。ほかに簡易なMD法や超音波法なども		1,000円～
歯科	歯のクリーニング	歯垢、歯石、着色の除去	虫歯、歯周病の予防		5,000～20,000円
	歯科ドック	口腔外、口腔内検査など	歯の寿命をのばし、虫歯、歯周病予防および全身の健康のため		10,000円～
眼科	眼科検診	視力検査、眼圧検査、視野検査、眼底検査など	老視、白内障、緑内障、加齢黄斑変性、飛蚊症、網膜剝離ほか、糖尿病や高血圧など眼科疾患を調べる		3,000円～
耳鼻科	聴力検査	多種あり	加齢による聴力低下や病気		1,000円～

診療科	検査名	検査方法	内容・検査項目	備考	検査費用目安
内科	血算（貧血、免疫など）	血液検査など	血液中の細胞成分である赤血球、白血球、血小板の数や大きさを測ったり、ヘモグロビン濃度、ヘマトクリット値などの測定		各200円～
	生化学（肝機能、腎機能、すい臓機能、脂質、血糖値など）	血液検査など	AST、ALT、γ-GTP、尿素窒素、クレアチニン、アミラーゼ、膵リパーゼ、クレアチンキナーゼ、CK-MB、グルコース、ヘモグロビンA1c、糖化アルブミン、尿酸、総コレステロール、中性脂肪、HDLコレステロール、LDLコレステロール、総蛋白、アルブミン、鉄、亜鉛等の数値測定		
	炎症反応	血液検査	CRPの数値で体内の炎症を調べる		
	甲状腺機能検査	血液検査	甲状腺ホルモン（FT3、FT4、TSH）で甲状腺機能の異常を調べる		
	抗核抗体検査	血液検査	膠原病のリスクを調べる		
	リウマチ因子	血液検査など	関節リウマチ要因の有無。詳しくは尿検査やX線検査と組み合わせて判断		
	遅延型アレルギー検査（食物過敏）	血液検査	通常の食物アレルギー（IgE抗体）ではなく、IgG抗体反応による食物過敏を調べる		20,000円～
	ABC検査（胃がんリスク）	血液検査	将来的な胃がん発症リスクを調べる検査のひとつ		3,500円～
	4種腫瘍マーカー	血液検査	がん4種（肝臓・すい臓・大腸・卵巣）の補助的検査		6,000円～
	尿検査	尿採取	尿蛋白、尿潜血、尿糖を調べる		500円～
	心電図	電極をつけてモニタリング	心臓の状態を調べる		150円～
	胸部X線	X線検査	肺、心臓、大動脈の状態を調べる	自治体検診あり	1,500円～
	低線量肺がんCT検査	胸部CT	早期の肺がんを調べる		5,000円～
	胃がん検診	内視鏡やX線	胃の状態を調べる	自治体検診あり	10,000円～
	ピロリ菌検査	多種あり	胃炎、胃がん等を引き起こす細菌を調べる		検査による
	大腸がん検診	便潜血	大腸がんの発症リスクを調べる	自治体検診あり	500円～
	大腸内視鏡検査	内視鏡	肛門から腸の内部を診断		6,000円～
	CAVI検査	あおむけで測定	血圧と脈波で動脈硬化を検査		400～1,500円
	腹囲測定	へそまわり測定	メタボリック・シンドローム		他とセット
	頸動脈エコー	超音波エコー	頸動脈に肥厚やプラークがあるか調べる		1,000～5,000円
	頭部MRI等	頭部MRI（磁気共鳴断層）撮影	脳出血、脳梗塞、脳腫瘍や脳萎縮などの有無を調べる		7,500～30,000円

※自治体によっては、無料クーポンや少しの負担で上記の検診リストの一部を受けられる場合も。P.253のサイトから、居住する自治体を検索してみてください。

検診をきっかけに長くつきあいたい！

かかりつけ医を見つけよう

これからのためにぜひ見つけたいのが、婦人科のかかりつけ医。婦人科検診は出会いのチャンスです。今年こそ受けてみませんか？

[40代以上の女性向け 対馬ルリ子女性ライフクリニック銀座の検査例]

女性検診メニュー

検査名	ベーシック検診	婦人科検診	乳がん検診	女性外来スペシャル検診
内容	女性検診の基本メニュー	婦人科のみの検査	乳がん精密検査	一般検診をすませた人
	婦人科検診中心 年に1回は受けたい	子宮と卵巣に関する病気の有無を調べる検診	専門医による乳がん精密検診	企業等の一般検診では行わない、女性に多い病気を中心としたメニュー
検査料金	28,000円（税別）	18,000円（税別）	18,000円（税別）	51,000円（税別）
相談	総合健康相談			総合健康相談
	基礎体温診断			基礎体温診断
婦人科	子宮頸がん検診 HPV検査	子宮頸がん検診 HPV検査		子宮頸がん検診 HPV検査 クラミジアDNA
	経腟超音波	経腟超音波		経腟超音波
乳腺科			乳房視触診	乳房視触診
			マンモグラフィ	マンモグラフィ
			乳腺超音波	乳腺超音波
その他	血液検査（貧血、肝機能、腎機能、脂質など）			甲状腺機能 抗核抗体 リウマチ因子 ホルモンチェック
	ストレスチェック			ストレスチェック
	身長・体重・体脂肪			

2018年6月現在　※ほか、乳がん子宮がん検診をセットにしたものや、月経トラブル検診などもあり。

女性総合検診(ウェルネスドック)メニュー

検査名	アンチエイジングドック(ベーシック)	アンチエイジングドック(内科プラス)
内容	更年期の人に必要な 全身チェックメニュー	内科検診をプラスして しっかり全身チェック
検査料金	69,000円(税別)	87,000円(税別)
相談	総合健康相談	総合健康相談
婦人科	子宮頸がん検診　HPV検査 子宮体がん検診　経腟超音波	子宮頸がん検診　HPV検査 子宮体がん検診　経腟超音波
乳腺科	乳房視触診 マンモグラフィ	乳房視触診 マンモグラフィ
血液検査	血算(貧血や免疫を調べる)	血算(貧血、免疫を調べる)
	生化学(肝機能、腎機能、脂質、 糖などを調べる)	生化学(肝機能、腎機能、脂質、 糖などを調べる)
	甲状腺機能　抗核抗体(膠原病の要因) リウマチ因子	甲状腺機能　抗核抗体(膠原病の要因) リウマチ因子
	炎症反応(感染や組織炎症の有無)	炎症反応(感染や組織炎症の有無)
	ホルモンチェック (女性ホルモンのバランス)	ホルモンチェック (女性ホルモンのバランス)
	腫瘍マーカー(がん4種[肝臓・すい臓・ 大腸・卵巣]のスクリーニング)	腫瘍マーカー(がん4種[肝臓・すい臓・ 大腸・卵巣]のスクリーニング)
		ABC検査(胃がんのスクリーニング)
尿検査		尿中の糖、蛋白、潜血
骨粗しょう症検査	骨密度	骨密度
心臓・肺の検査		心電図・胸部X線
大腸がん早期発見のための検査		便潜血
糖尿病の検査		インスリン
メタボリック症候群の基本検査	腹囲	腹囲
うつ傾向・ストレス度合いと更年期指数	ストレスチェック　更年期指数	ストレスチェック　更年期指数
生活習慣病の基本検査	血圧測定	血圧測定
CTスキャンを使わずに短時間で内臓脂肪を測定		内臓脂肪測定
肥満の度合い	身長・体重・体脂肪	身長・体重・体脂肪

ほかにも年代に応じたドックメニューがあり、以下のオプション検査を追加することも可能(料金はすべて税別)。

子宮体がん検査　9,000円
子宮頸がん+HPV検査　6,000円
乳腺超音波検査　10,000円
ホルモンチェック(4種)　10,000円
AMH(抗ミュラー管ホルモン)　10,000円
内臓脂肪検査　3,000円
骨密度　5,000円
ABC(採血でできる胃がんのスクリーニング)検査
6,000円
CAVI(動脈硬化)検査　5,000円
オリゴスキャン　15,000円
遅延型アレルギー検査　38,000円

「知りたい！」が叶うWebサイト

今、女性医療の情報は日々刻々と更新されています。困ったとき、何か知りたいときは、確かな情報をより早く！　頼りになるWebサイトをご紹介します。

NPO法人 女性医療ネットワーク／女性ホルモン塾

http://cnet.gr.jp/hormone/

NPO法人 女性医療ネットワーク／MYドクター検索

http://cnet.gr.jp/mydoctor/

対馬ルリ子女性ライフクリニック

http://w-wellness.com/

女性の健康推進室 ヘルスケアラボ

http://w-health.jp/

ウーマンウェルネス研究会公式サイト「ウェルラボ」

https://www.well-lab.jp/

NPO法人 女性の健康とメノポーズ協会／電話相談

http://www.meno-sg.net/?page_id=97

NPO法人 みんなの漢方

http://www.mkampo.net/

国立がん研究センター がん情報サービス

https://ganjoho.jp/public/index.html

一般社団法人 日本女性医学学会

http://www.jmwh.jp/

NPO法人 更年期と加齢のヘルスケア

http://www.menopause-aging.org/

日本医師会「知っておきたいがん検診」

https://www.med.or.jp/forest/gankenshin/

自治体健診データベース

https://www.wellness.co.jp/axa/munime/

Epilogue

閉経、

それは女性を成長させてくれるもの。

女性ホルモンという守り神がいなくなって

これからどんな方法で自分を守っていくか、

それを考えるのが更年期です。

嵐が過ぎ去るのをただただじっと

待っているだけでは老けていくばかり。

「歳をとってもステキよね」

「歳を重ねてますます輝いてるね」

そんなふうに言われる女になりましょう。

乳がんや子宮がんなど、日本人女性のがんは年々増えています。なのに諸外国と比べて驚異的に低いのが、がん検診率。検診に行かない理由を尋ねると、上位に「がんだとわかったら怖いから」という本末転倒な回答がくるのは不思議です。怖いものは見ない、がんは考えない。自分の「更年期」ときちんと向きあわない、なんていうのも同じ。それは本当に残念なことです。

もっと自分の体について、女性ホルモンについて知りましょう。ちょっと難しい話も多いけれど、女性ホルモンを理解することは、今後の人生を豊かにする第一歩。この先、予期せぬ不調や病気に見舞われたとき、とるべき対応がわからなくなったとき、ぜひこの本を開いてみてください。この本が、あなたにとってささやかなお守りになりますように…。

対馬ルリ子　吉川千明

［参考文献］
『ホルモン補充療法ガイドライン2017年版』（日本産科婦人科学会）
『病気がみえる vol.9 婦人科・乳腺外科』（メディックメディア）
『産科と婦人科 Vol.84 No.12』（診断と治療社）
『ホルモン補充療法（HRT）がよくわかるQ&Aハンドブック2019』
（NPO法人 女性の健康とメノポーズ協会）

「閉経」のホントがわかる本
更年期の体と心がラクになる！

2020年9月9日　第1刷発行
2021年1月23日　第4刷発行

著者　対馬ルリ子・吉川千明

発行人　萱島治子

発行所　株式会社　集英社
〒101-8050
東京都千代田区一ツ橋2の5の10
［編集部］03-3230-6399
［読者係］03-3230-6080
［販売部］03-3230-6393（書店専用）

印刷所　大日本印刷株式会社

製本所　ナショナル製本協同組合

ブックデザイン　村沢尚美・宮崎恭子（NDA）
イラスト　内藤しなこ
撮影　藤澤由加
取材・構成・文　蓮見則子
校閲　寺薗かおる
編集　宇居直美・浅香淳子（MyAge編集部）

ISBN978-4-08-333160-2　C5047　定価はカバーに表示してあります

おぼえ書き（自分のこと）

月経	初経年齢	歳	閉経年齢	歳
既往症	年　齢	病　　名		
手術歴	年　齢	手　術　名		輸血の有無
アレルギー（薬、食物、その他）				
服用中の薬				
サプリメント				
悩みや不調				

「おぼえ書き」は、自分と親族の病歴などを記録するためのシート。医療機関を受診する際、問診票の記入に手間取ることがないよう、上記の項目を事前に調べて書き込んでおくと便利です。直接書き込むこともできますが、左のQRコードからPDFファイルをダウンロードし、プリントアウトすると何枚でも繰り返し利用できます。https://bit.ly/2XVVoj4

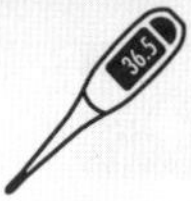

おぼえ書き（親族のこと）

家族の病歴	
乳がん	母　父　祖母　祖父　姉妹　兄弟　伯(叔)母・父　従兄弟姉妹
卵巣がん	母　祖母　姉妹　伯(叔)母　従姉妹
(　　　)がん	
(　　　)がん	
(　　　)がん	
(　　　)がん	
(　　　)がん	
(　　　)がん	
(　　　)がん	
(　　　)がん	
(　　　)がん	

その他の病歴	関係	病状／死亡
高血圧		
糖尿病		
脂質異常症		
心臓病		
腎臓病		
肝臓病		

＊遺伝しやすいがん(乳がん、卵巣がん、大腸がん、骨軟部肉腫、皮膚がん、泌尿器がん、脳腫瘍、内分泌系腫瘍など)は、家族や親戚でかかった人をチェックしておくことをおすすめします。特に乳がんは、血縁者に乳がんの人がいて次の項目にひとつでも当てはまると、一般の人よりも乳がんの遺伝子を持っている可能性が高くなるので要チェックです。

□40歳未満で乳がんを発症した人がいる
□年齢を問わず、卵巣がんを発症した人がいる
□男性で乳がんを発症した人がいる
□父方・母方どちらか一方の家系内で2人以上、乳がんや卵巣がんを発症した人がいる